内 容 简 介

U0274591

  足部反射区按摩疗法，简称"足疗"，是一种通过对双脚的经穴、反射区施以按摩手法，刺激双脚穴位，从而调整脏腑虚实，疏通经络气血，以预防或治疗某些疾病的方法。该疗法具有简便、易学、安全、有效的特点，目前深受广大群众喜爱。

  本书由多年从事足部反射区按摩工作和具有丰富教学经验的专业人员编写。为方便学习者使用，编者将知识点进行整合，挑选了与足部反射区按摩相关的解剖、中医基础、经络腧穴知识，在内容安排上按照足部反射区按摩的实际工作过程加以编排，使该书具有很强的实用性。

  本书图片资料丰富，特别附有大量真实的图片资料，并对各个反射区的操作点和操作方向进行了标注，方便学习者使用。

编 者 的 话

　　足部反射区按摩历史悠久，源远流长，是一种古老而又传统的按摩调理方法，是祖国医学的宝贵遗产，一直受到群众的喜爱。特别是近年来随着"治未病"理念的流行，足部反射区按摩因其对脏腑功能较好的调理作用，简便易学，无副作用，不受地点和设备等条件的限制等因素，其又重新焕发出新的活力。

　　现在市场上论及足部反射区按摩的书籍很多，主要以介绍定位和操作方法为主，但水平层次不齐，有的在反射区的定位和操作方法上有误，有的缺少对整个足部反射区按摩的完整操作流程的介绍，在反射区定位上只配有简化图等，这些都会对学习该法的初学者和普通群众造成学习障碍甚至错误导向。每每看到这些，作为一名专门从事教授足部反射区按摩的教师和操作者，总觉应该做些什么，让初学和喜爱足部反射区的人员或读者更好地学习掌握该疗法。考虑到上述因素，笔者从2011年开始酝酿编写一本内容严谨、图文并茂、简便易学的足部反射区按摩方面的书籍，在反射区定位上参照《反射疗法师国家职业标准》，在图片上，配以反射区位置的简化图和实际操作图，在内容和前后顺序编排上以足部反射区按摩的工作过程为主线，分别介绍按摩前、按摩中以及按摩后的操作过程，同时将每一章节的内容划分为学习任务和目标，并进行了目标的解读。上述这些变化更加方便初学者或普通群众更加有针对性地学习和了解足部反射区按摩这一疗法。

　　在本书编写的过程中，得到了北京市盲人学校校长刘丽波、原全国保健按摩专业委员会副主任王国顺老师以及北京市足部按摩职业资格鉴定高级考评员王红民、王虹的鼎力支持和指导，我的多位同事同行也都给予了无私的帮助，并编写了本书中的部分章节。北京曼诺林数字科技有限公司的祖磊民、张建超、陈鸿三位老师给予了本书图片编辑上的大力支持，在此一并表示衷心的感谢！

　　由于时间仓促，经验有限，本书中难免存在一些不足，希望同行和读者给予指正，并提出宝贵的意见和建议，以便促我不断改进和提高。

李　元

二〇一三年一月

职业技能培训教材

足部按摩实用手册

李　元　主编

中国劳动社会保障出版社

图书在版编目（CIP）数据

足部按摩实用手册/李元主编. —北京：中国劳动社会保障出版社，2013
职业技能培训教材
ISBN 978 - 7 - 5167 - 0129 - 4

Ⅰ. ①足… Ⅱ. ①李… Ⅲ. ①足-按摩疗法（中医）-技术培训-教材 Ⅳ. ①R244. 1

中国版本图书馆 CIP 数据核字(2013)第 022717 号

中国劳动社会保障出版社出版发行

（北京市惠新东街1号 邮政编码：100029）

出版人：张梦欣

*

北京世知印务有限公司印刷装订 新华书店经销

787 毫米×1092 毫米 16 开本 7. 25 印张 114 千字

2013 年 1 月第 1 版 2013 年 1 月第 1 次印刷

定价：**15. 00 元**

读者服务部电话：(010) 64929211/64921644/84643933

发行部电话：(010) 64961894

出版社网址：http://www.class.com.cn

目 录

第一章　概　述

第一节　足部反射区按摩发展简史

本节任务

了解足部反射区按摩的发展历史。

目标要求

了解足部反射区按摩的发展历史。

任务的理解

作为足部按摩师，了解并掌握一些足部反射区按摩的历史发展是十分必要的，这不仅对于操作者学习其他内容有一定的引领作用，而且有利于操作者在进行足部保健按摩操作时与顾客进行交流。

课程内容

一、足部反射区按摩的起源

足部反射区按摩是我国中医学的宝贵遗产。在现存的第一本中医学专著《黄帝内经》中就详细地介绍了足部的经络和腧穴，如肝经的大敦、行间、太冲、中封，脾经的隐白、大部、太白、商丘，肾经的涌泉、然谷、太溪、复溜，膀胱经的至阴、通谷、束骨、京骨、昆仑，胆经的窍阴、侠溪、临泣、丘墟，胃经的厉兑、内庭、陷谷、冲阳、解溪等。这说明我们的祖先早就认识到脚部的许多敏感反应点（腧穴）与人体内脏器官的关系，指出刺激这些反应点可起到治病的作用。在《黄帝内经》中还多处提到如何用按摩方法治疗疾病，例如，《素问·举痛篇》中说："寒气客于肠胃之间,膜原之下，血不得散，小络急引，故痛。按之则血气散，故按之痛止。"

在西方，对于反射医学的源流，也有不同说法。如美国伊塞尔（Christine lssel）在《反射疗法：技艺、科学与历史》（1990 年版）一书中称，1979 年在埃及金字塔中发现的文物证明，在公元前 2500 年，古埃及人即运用按摩手部、足部的方法来治病。这种按摩疗法，从埃及传到希腊和阿拉伯国家，又经罗马帝国传入欧洲。欧洲中部一些国家，一直流传有"区域疗法"，即对身体的某一区域施加压力，反射到身体的另一部分，以收到治病的效果。

二、足部反射区按摩的发展

近代关于足部反射区按摩发展比较认可的说法是在 20 世纪 70 年代，法籍瑞士人马萨弗雷特女士在中国教区工作的时候，对中国民间流行的按摩足部以治疗疾病很感兴趣，通过自己整理后出版了一本法文专著《未来的健康》，在西方引起很大轰动。1980 年，瑞士神父吴若石在我国台湾地区大力推广足部反射区按摩疗法，被称为"若石健康法"。1990 年 12 月 24 日，卫生部批复同意成立中国足部反射区健康法研究会，指出足部反射区健康法是一种简单易行、效果显著、无副作用的防病治病自我保健方法，尤其是对中、老年人的自我保健有更好的效果。

第二节　足部反射区按摩的主要功效

本节任务

掌握足部反射区按摩的主要功效。

目标要求

掌握足部反射区按摩的主要功效。

任务的理解

足部反射区按摩作为一种目前较为受群众喜爱的按摩调理方法，适用范围较为广泛，掌握其主要功效是操作者灵活运用该调理方法的关键。

课程内容

一、补益精气，调理气血，防病治病

中医学认为，足属于"四根"之一，是人体精气的发源地，与周身的气血运行有密切的关系，如足心凹陷处的足少阴肾经涌泉穴，作为肾经的井穴，在《黄帝内经》中记载有缓解发热、呕吐、腹泻、五心烦热、头痛、头昏、失眠、目眩、咽喉肿痛等功效，所以提出经常擦拭足心（涌泉穴）有补益精气，延年益寿之效。

二、舒筋活络，散风降温，调整脏腑

人们常说足部是人体的"第二心脏"，这主要是因为血液从心脏流到身体各个地方后，输出的血液流回到心脏凭借的是静脉周围肌肉的力量。在人体中，脚离心脏最远，因此，从心脏送出去的动脉血把营养物质输送到脚的各个组织，然后变成静脉血，携带着废弃物流回到心脏的过程较长，所以要花费大量的时间，而且脚位于身体的最下端，所以流下去的血要是没有足够的压力就很难顺畅地流回心脏，所以小腿和足部肌肉的力量就尤为重要。经研究发现，经常做足部按摩，特别是对双脚的经穴、反射区施以手法按摩，刺激双脚反射区，可以达到调整脏腑虚实、舒筋活络、散风降温、理气和血，增强心脑血管机能，改善睡眠，消除疲劳，消除亚健康状态，增强人体抵抗力以及预防和治疗某些疾病的功效。

"千里之行，始于足下""鹤发童颜，步履轻健"，这些话无不说明了足部保健的需要。双脚在人的一生中起着非常重要的作用，足部按摩可以促进健康，虽然它不是体育运动，但可以在一定程度上替代体育运动。在促进健康的传统疗法中，足部反射区按摩是简单、安全且颇具效果的方法。

第三节　足部反射区按摩的适应症和注意事项

本节任务

1. 掌握足部反射区按摩的适应症。
2. 掌握足部反射区按摩的注意事项。

目标要求

掌握足部按摩的适应症和操作注意事项等相关常识。

任务的理解

作为足部按摩师，必须掌握足部反射区按摩的适应症和操作的注意事项，特别是要掌握足部反射区按摩的禁忌症，这样在从事足部按摩工作的时候，才能够做到安全及准确快捷操作。

课程内容

一、足部反射区按摩的适应症

足部反射区按摩疗法适用于全身各个系统的不适症，许多不适症都可以应用本法或配合其他方法来进行调治。

足部反射区按摩的主要作用是调节人体内部的机能，它对于调理以下各种功能性的疾病效果比较显著。

1. 神经系统的疾病（如神经痛、神经麻痹，瘫痪、癫痫、头痛、失眠及神经官能症）；

2. 内分泌系统及免疫系统的疾病（如甲状腺机能亢进或减退，垂体机能失常造成的发育障碍或肥胖症，甲状旁腺机能减退引起的缺钙、抽筋，各种过敏症等）；

3. 消化功能及新陈代谢失调（如食欲不振、打呃、反酸、呕吐、腹泻、腹胀、便秘、胃肠功能紊乱、糖尿病等）；

4. 循环系统疾患（如心脏功能不正常、高血压、低血压、贫血等）；

5. 呼吸系统疾患（如感冒、哮喘、肺气肿等）；

6. 泌尿系统疾患（如尿频、尿失禁、遗尿、尿闭、肾脏功能不良等）；

7. 生殖系统及妇科疾患（如不孕症、月经不调、阳痿、前列腺肥大、更年期综合征等）；

8. 感觉器官疾患（如近视、耳鸣、重听、晕车、晕船等）；

9. 运动器官疾患（如骨刺、软组织损伤、关节炎、痉挛等）；

10. 皮肤病（如痤疮、湿疹、牛皮癣、皮炎等）。

二、足部按摩的注意事项

1. 饭前 30 分钟、饭后 1 小时内不可做足部按摩；

2. 足部按摩前后，施受双方须饮 300～500 毫升温开水。有严重心脏病、肾病的人及儿童、老人按摩前后饮水不要超过 150 毫升；

3. 受术者在接受足部按摩的时候，不宜将脚面对空调或风扇，以免降低足部按摩的效果；

4. 女性在怀孕、月经期间不宜做足部按摩。对月经不调、痛经者进行足部按摩调理时，力度要轻；

5. 传染性疾病患者，不宜做足部按摩；

6. 在服药治疗期间接受足部按摩不应停药；

7. 对于较严重的心脏病、肾病、糖尿病、肝病患者，按摩力度要轻，双足按摩不能超过 10 分钟；

8. 足部按摩师要将指甲修剪光滑，操作前及结束后，须用热水洗手。

第二章　足部反射区按摩基础知识

第一节　足部反射区按摩的解剖学知识

本节任务

学习足部反射区按摩的解剖学知识。

目标要求

掌握足部反射区按摩中涉及的解剖学知识，具体如下：

1. 足部的骨骼构成；

2. 足部的关节组成；

3. 足部的肌肉组成；

4. 足部的循环结构；

5. 足部的神经组织。

任务的理解

解剖学知识中有关足部的骨骼、肌肉、神经的知识是学习足部反射区按摩的重要基础知识，同时也是操作者在工作实际中能够准确寻找足部反射区的关键。本节主要摘选了足部反射区按摩中涉及的解剖学知识，便于操作者学习。

课程内容

足部反射区按摩的操作范围是膝平面以下，掌握相应部位的名称和生理解剖结构，是学好足部按摩技能的重要基础。学习这些基础知识的意义在于：

1. 服务于反射区定位。准确定位每个反射区是取得按摩理想效果的第一步。在确定这些位置时通常要以足部一些明显的骨性或肌性标志作为参照，换句话说，找到了这些体表标志也就意味着找到了相邻的反射区。

2. 服务于手法操作。每个反射区所在位置的结构特点都有所不同，有的临近骨膜，有的在肌肉较丰厚的部位，只有了解到这些解剖结构上的差异，才会在对反射区进行按摩时选择合适的手法和力度，还可以避免手法不当造成的损伤。

3. 提高足部按摩工作的专业性。作为职业的足部按摩师，有必要掌握一定的足部神经、血管和淋巴管等结构特点，做到对足"了如指掌"。

一、骨

骨的构造包括骨质、骨膜、骨髓等三个部分。骨质是骨的主要部分，分为骨密质和骨松质。骨膜是一层致密的结缔组织膜，薄而坚韧，紧贴在骨的表面，含有丰富的血管、淋巴管和神经等，对骨的营养、生长和感觉起重要作用。骨髓分布在骨髓腔和骨松质内，有造血功能。下面介绍小腿骨和足骨。

（一）小腿骨（见图2—1）

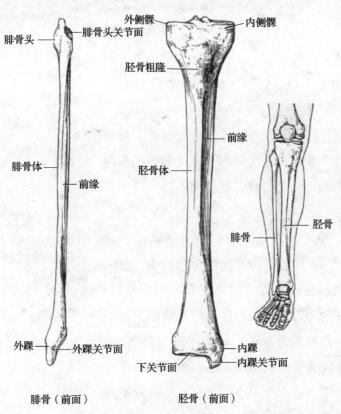

腓骨（前面）　　　　胫骨（前面）

图2—1　小腿骨

小腿骨主要包括胫骨和腓骨。

1. 胫骨。位于小腿内侧部，较粗壮。上端膨大，形成内侧髁和外侧髁。胫骨体呈三棱柱形，其前缘明显，直接位于皮下。胫骨下端内侧面凸隆，称为内踝（见图2—2），可借此骨性标志来定位髋关节、腹股沟及下身淋巴反射区。自内踝后，沿胫骨后缘上行至胫骨内侧髁下为内侧坐骨神经反射区的位置。

2. 腓骨。位于小腿外侧部，细而长。上端略膨大，称腓骨头。腓骨头浅居皮下，为重要的骨性标志。腓骨下端膨大为外踝（见图2—2），可借此来定位髋关节及上身淋巴反射区。外踝前缘沿腓骨前侧上至腓骨头处为外侧坐骨神经反射区的位置。

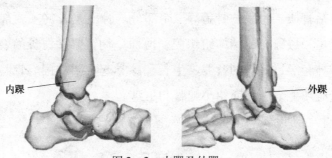

图2—2　内踝及外踝

（二）足骨（见图2—3）

足骨包括跗骨7块，跖骨5块，趾骨14块，共26块。

1. 跗骨。位于足骨的近侧部，属于短骨，相当于手的腕骨，共7块。可分为三列，即近侧列相叠的距骨和跟骨，中间列的足舟骨，远侧列的第1~3楔骨和骰骨。

（1）距骨。位于跟骨的上方，高出于其他的跗骨。可分为头、颈、体三部分。前部为距骨头，前面有关节面与舟骨相接。距骨头后稍细部分为距骨颈。颈后较大的部分为距骨体，距骨体上面及两侧面的上份均为关节面，称为距骨滑车，前宽后窄，与胫骨下关节面及内、外踝关节面构成踝关节。距骨体和距骨头的下面有前、中、后3个关节面，分别与跟骨上面相应的关节面相关节。

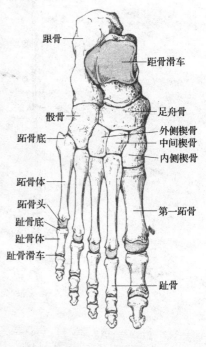

图2—3　足骨

（2）跟骨（见图2—4）。位于距骨的下方，在足的后部易于触及，是足骨中最大的一块，其内侧及外侧面分别有子宫（前列腺）及卵巢（睾丸）的反射区。前端为一鞍状关节面，与骰骨相关节。后端向下突出称为跟骨结节。

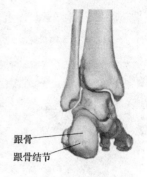

跟骨
跟骨结节

图2—4 跟骨

（3）足舟骨。呈舟状，位于距骨头与三块楔骨之间。足舟骨的后面凹陷接距骨头，前面隆凸与三块楔骨相关节。内侧面的隆起为舟骨粗隆，可在内踝前约2.5厘米处触及。

（4）楔骨。包括内侧楔骨、中间楔骨和外侧楔骨，分别位于足舟骨与第1至3跖骨之间。从舟骨粗隆向远端触摸，在足舟骨和第1跖骨的间隙是内侧楔骨。

（5）骰骨。呈立方形，位于足外侧缘跟骨与第4、5跖骨底之间。内侧面接外侧楔骨及舟骨，其后方突起为骰骨粗隆。在其前方为肩胛骨反射区的分岔处。

2. 跖骨。为小型长骨，位于足骨的中间部，其形状大致与掌骨相当，但比掌骨长而粗壮。共5块，每块跖骨可分为底（靠近足跟的一端）、体及头（靠近脚趾的一端）三部分。从内侧向外侧依次称为第1至5跖骨，在其背侧的跖骨间隙有胸部淋巴腺、内耳迷路等反射区。第1至3跖骨底分别与三块楔骨相关节，第4、5跖骨底与骰骨相关节，头与近节趾骨底相关节。

第1跖骨的基底突出为第1跖骨粗隆，在与内侧楔骨的关节线可触及，在足底前方可定位十二指肠反射区；在第1跖骨近蹒趾的一端可触及第1跖骨头，在足底其后方为胃的反射区。在第5跖骨近脚跟一端外侧有一乳状突起，称为第五跖骨粗隆，居足外侧的中部，常借此来定位肘关节反射区。

3. 趾骨（见图2—5）。都较短小，共14块。每块趾骨可分为底（靠近足跟的一

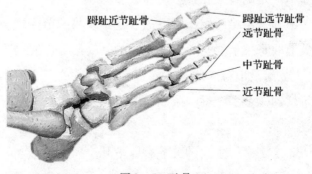

蹒趾近节趾骨　　　　蹒趾远节趾骨
　　　　　　　　　　远节趾骨
　　　　　　　　　　中节趾骨
　　　　　　　　　　近节趾骨

图2—5 趾骨

端）、体及滑车（靠近足趾一端）三部分。姆趾为二节（近节趾骨、远节趾骨），第二趾至第五趾各三节（称为近节趾骨、中节趾骨及远节趾骨）。

【补充】

足弓（见图2—6）

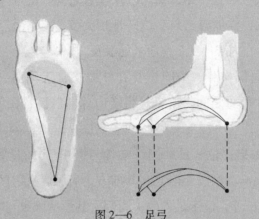

图2—6　足弓

跗骨和跖骨由韧带、肌肉牵拉形成一个凸向上的弓，称为足弓。足弓主要是足内侧的纵弓，由第1跖骨、内侧楔骨、足舟骨、距骨及跟骨构成，常以此来定位胸椎、腰椎及骶骨反射区。足弓具有弹性，可缓冲震荡，同时还具有保护足底血管、神经免受压迫的作用。

二、关节

（一）关节的结构

关节是两骨之间的一种连接，其结构包括：

1. 关节面。关节面是两骨互相接触的面，多为一凹一凸。

2. 关节囊。关节囊是由结缔组织构成的膜性囊，将关节密闭。

3. 关节腔。关节腔是关节囊与关节面之间的密闭腔隙。腔内为负压，可使两关节面密切接触，内含少数滑液以减少摩擦。

4. 韧带。韧带增加关节稳定性，限制关节过度活动。

（二）足部的主要关节

足部的关节达33个之多，主要的关节有以下几个。

1. 距小腿关节（踝关节）。由胫骨、腓骨下端的关节面和距骨上部的关节面（距骨滑车）构成（见图2—7）。关节两侧有韧带加强，内侧有强大的内侧韧带（三角韧带），自内踝开始，呈扇形向下展开；外侧有三个独立的韧带，相对较薄弱，当足跖屈内翻时易受损伤。踝关节可作屈伸运动，当跖屈时能作轻微的侧方（内收、外展）运动。

2．跗骨间关节（见图2—8）。主要包括距跟关节、距跟舟关节和跟骰关节等，主要可作足内翻和足外翻运动。

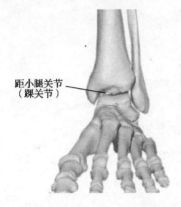
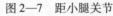
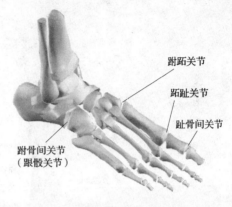

图2—7　距小腿关节　　　　　　图2—8　跗骨间关节和跗跖关节

（1）距跟关节。由距骨下面的后关节面与跟骨的后关节面构成，故又名距下关节，属微动关节。关节囊薄而松弛，有一些强韧的韧带联结距跟两骨。

（2）距跟舟关节。关节头为距骨头，关节窝由足舟骨后方的距骨关节面、跟骨上面的前、中关节面构成，但仅能微动。

（3）跟骰关节。由跟骨的骰骨关节面与骰骨的后关节面构成，关节周围有一些韧带加强，属微动关节。

3．跗跖关节（见图2—8）。由三块楔骨、骰骨与五块跖骨底构成，属于微动关节。在足背由这些关节形成的带状区域为膈的反射区位置。

4．跖趾关节（见图2—8）。由跖骨头与近节趾骨底构成，可作屈伸运动。在第1跖骨前端可触及其与姆趾近节趾骨相关节，常在此关节凹陷处定位甲状旁腺反射区。在足外侧可触及第5跖趾关节，可定位肩关节反射区。

5．趾骨间关节（见图2—8）。位于各节趾骨之间，可作屈伸运动。常以姆趾背面趾间关节定位上、下颌反射区。

三、肌肉

足肌属于骨骼肌，每块骨骼肌都由肌腹和肌腱两部分构成。肌腹主要由肌纤维组成，色红、柔软而有收缩能力；肌腱主要由腱纤维构成，色白、坚韧而无收缩能力，位于肌腹的两端。肌腹以肌腱附着于骨。长肌的肌腹呈梭形，两端的肌腱较细小，呈条索状。每块肌均有一定形态和构造，受神经支配。

（一）小腿肌

小腿肌分为前群、外侧群和后群，如图2—9所示。

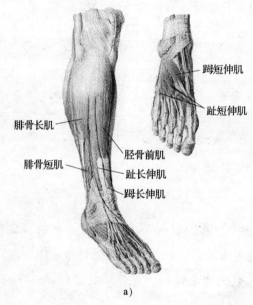

腓骨长肌

姆短伸肌
趾短伸肌

腓骨短肌

胫骨前肌
趾长伸肌
姆长伸肌

a)

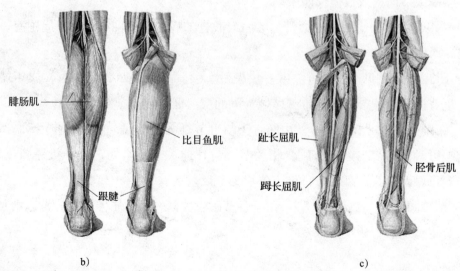

腓肠肌

比目鱼肌

趾长屈肌

胫骨后肌

姆长屈肌

跟腱

b)　　　　　　　　　　　　c)

图2—9　小腿肌

a) 小腿肌前群和外侧群　b) 小腿肌后群（浅层）　c) 小腿肌后群（深层）

1. 前群。有胫骨前肌、跟长伸肌和趾长伸肌，位于小腿骨前方，依次自胫侧向腓侧分布。足背屈时可在内踝的前方触及这些肌腱，解溪穴即位于跟长伸肌腱和趾长伸肌腱之间的凹陷处。伸跟趾时可摸到跟趾背面的肌腱隆起，其两侧为扁桃体反射区的位置。

2. 外侧群。有腓骨长肌和腓骨短肌，两者位于腓骨的外侧，主要作用是使足外翻。

3. 后群。分为浅、深两层。

浅层是小腿三头肌。起端包括腓肠肌内、外侧头和比目鱼肌，3个头会合向下续为跟腱，止于跟骨结节，在跟骨的后部至小腿下 1/3 处可触及该肌肌腱，在其前方的凹陷中有直肠肛门、下腹部的反射区。其主要作用是使足跖屈即上提足跟。

深层有趾长屈肌、胫骨后肌和跟长屈肌，三块肌均可屈踝关节，趾长屈肌和跟长屈肌还可屈足趾。

（二）足肌

足肌可分为足背肌和足底肌。足肌均较弱小，主要作用为运动足趾关节，如图2—10所示。

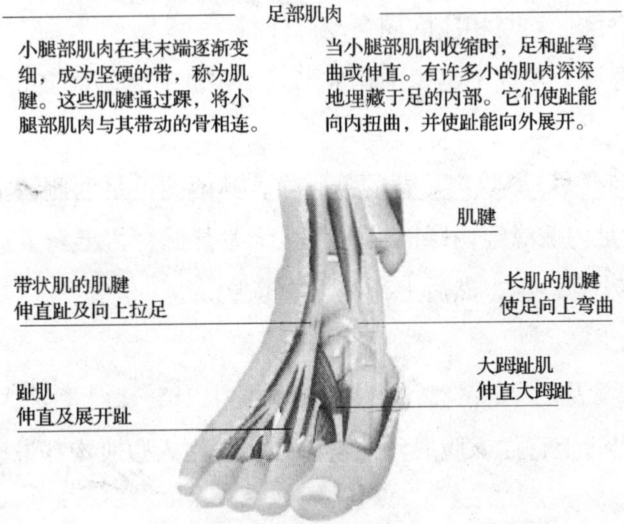

足部肌肉

小腿部肌肉在其末端逐渐变细，成为坚硬的带，称为肌腱。这些肌腱通过踝，将小腿部肌肉与其带动的骨相连。

当小腿部肌肉收缩时，足和趾弯曲或伸直。有许多小的肌肉深深地埋藏于足的内部。它们使趾能向内扭曲，并使趾能向外展开。

肌腱

带状肌的肌腱
伸直趾及向上拉足

长肌的肌腱
使足向上弯曲

趾肌
伸直及展开趾

大跟趾肌
伸直大跟趾

图2—10　足部肌肉

【补充】

跖筋膜：由从跟骨到跖骨头前五个明显坚强的纵行纤维构成。有些足疗师在足底施力过重，引起此腱膜发炎而影响走路，这种因用力不当所造成的伤害应该避免。

四、足部的循环结构（见图2—11）

（一）足部动脉

小腿及足部的动脉主要是腘动脉分出的胫后动脉及胫前动脉两支。

1. 胫后动脉分为足底内侧动脉和足底外侧动脉，其中足底外侧动脉在第1跖骨底附近与足背动脉的足底深支吻合，称为足底动脉弓。

2. 胫前动脉下行至踝关节前延续为足背动脉，发出分支分布于足背和趾背，并发出足底深支参加足底动脉弓。足背动脉位置浅表，在两踝之间（系鞋带处）可触及其搏动。

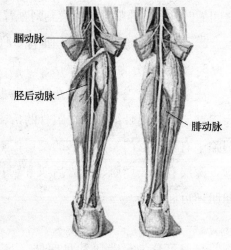

图2—11　足部的血管

（二）足部静脉

1. 足部的深静脉。均与相应的同名动脉伴行。

2. 足部的浅静脉。在皮下组织中构成形式不定的静脉网，多处发出吻合支与深静脉吻合。

3. 足背静脉网（弓）。收集足背的静脉血，其两端沿足两侧缘上行，分别接大隐静脉和小隐静脉。足内侧缘经内踝前方上行接大隐静脉，再上行入股静脉；足外侧缘经外踝后方上行接小隐静脉，然后上行注入腘静脉。

（三）足部淋巴

1. 足外侧淋巴管及足深部淋巴管均上行注入腘淋巴结，再上行注入腹股沟深淋巴结。

2. 足内侧淋巴管上行注入腹股沟浅淋巴结，再注入腹股沟深淋巴结。

五、足部神经

足部神经的支配主要是坐骨神经下降至腘窝上方分为胫神经及腓总神经，两者分别下行进入足部。

（一）胫神经

胫神经从内踝后方进入足底后分两终支。

1. 足底内侧神经。经踇展肌深面至趾短屈肌内侧向前，分布于足底内侧肌群及足底内侧和内侧三个半趾的跖面皮肤。

2. 足底外侧神经。经跗展肌及趾短屈肌深面，至足底外侧向前，分布于足底肌中间群、外侧群及足底外侧和外侧一个半趾的跖面皮肤。

（二）腓总神经

腓总神经分为腓浅神经与腓深神经两支下行入足：

（1）腓浅神经。经踝关节前方下行至足背，分布于足背及第 2 至 5 趾背侧相对皮肤。

（2）腓深神经。经踝关节前方到达足背，分布于足背肌及第 1 至 2 趾背面相对皮肤。

第二节　足部反射区按摩的中医学知识

本节任务

学习足部反射区按摩涉及的中医学知识。

目标要求

掌握足部反射区按摩中涉及的中医学知识，具体如下：

1. 中医学的基本特点；

2. 脏腑的主要功能。

任务的理解

中医学历史悠久，具有独特而完整的学科理论体系，掌握相关的中医学知识是学习足部反射区按摩的重要基础，同时也是操作者在工作实际中能够灵活运用足部反射区按摩疗法的基础。本节主要摘选了足部反射区按摩中涉及的中医学知识，便于操作者学习。

课程内容

一、中医学的基本特点

（一）整体观念

整体，即完整性和统一性。中医学在认识生理、病理与诊治疾病，以及养生保健时，既重视人体自身的完整性，又重视人与自然、与社会的统一性。这种全面认识和处理医学问题的思想方法，就是整体观念。它主要体现在以下三点：

1. 人是有机整体：人体的五脏、六腑、形体、官窍等各组成部分，在结构上相连通，在功能上相配合，在病理上相影响。因此，人是有机整体。有机整体是以五脏为中心，通过经络系统的联系以及通过气血津液的充养作用，从而使人体各部构成有机整体，并体现其整体功能活动。有机整体中，包含着以五脏为中心的五大生理病理系统，如图 2—12 所示。

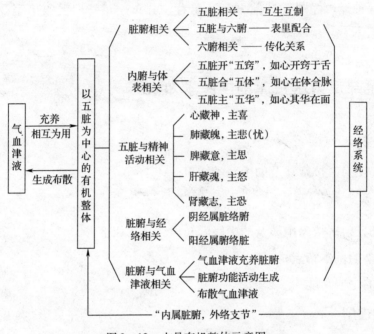

图 2—12　人是有机整体示意图

要深入了解这些关系，还需结合阴阳五行、脏象、气血津液、经络等有关内容。中医学就是从分析这些关系中去认识生理病理，并诊治疾病的。

2. 人与自然的统一性。人生活于自然界，自然界存在着人类赖以生存的物质条件，自然变化影响于人，人对自然变化能做出相应的生理或病理反应，所以人与自然相统一。人与自然的统一性主要反映在季节气候、昼夜晨昏、地区方域三个方面的变化对人的生理、病理影响。

3. 人与社会的统一性。人是社会的组成部分，人能影响社会，社会变动对人也发生影响。所以，人与社会也是一个有机整体。其中，社会的进步与倒退，社会的治或乱，以及个人社会角色和地位的变化，都与人的健康和疾病密切相关。

4. 整体观念的指导意义。概括如下：

（1）分析病理。以整体联系的观点为指导，全面分析病理。

1）脏腑病变常相互影响和传变。

2）整体病变，可反应于局部。

3）局部病变，可引起整体病理反应。

4）不同季节，各有多发病。

5）疾病有季节性加剧或暂缓的规律性变化。

6）不同地区多有区域性多发病。

7）人异地而处可发生"水土不服"的病。

8）病情有昼轻夜重的规律性变化。如《黄帝内经》说："夫百病多以旦慧、昼安、夕加、夜甚。"

（2）指导诊断。人是有机整体，内脏与体表的组织器官相应。内在病变必然表现于外，所谓"有诸内者，必形诸于外"。故可用司外揣内、以表知里的方法，从官窍、形体、色脉等变化，去了解和判断内脏病变，而做出正确的判断。如《灵枢·本藏》说："视其外应，以知其内脏，则知所病矣。"

（3）指导治疗。体现在治病重视整体调治。如治疮疡，有整体调的"消""托""补"三法。另如"病在上，取之下；病在下，取之上；病在左，取之右；病在右，取之左"等治法，亦体现了整体观的指导作用。

由于人与自然相统一，季节气候、地区方域、昼夜晨昏变化，对人的生理、病理均有一定影响，故有治病要因时、因地、因人制宜的原则。

（二）辨证论治

1. 辨证的含义。辨证就是运用四诊方法，全面了解病人所表现出的自觉症状和体征及其他有关病情资料，运用基础理论进行全面分析，综合辨别病因、病位、病性，以及邪正关系，从而判断为某种性质的证候。

2. 论治的含义。论治是在辨证的基础上，结合患者的性别、年龄、体质及其所处的季节、地域、环境等具体情况，制定出相应的最佳治疗方法。

3. 辨证与论治的关系。辨证是论治的前提和依据，论治则是辨证的目的，两者密切相关，可分而不可离。辨证论治的过程，是理论与实践相结合，认识疾病和治疗疾病的过程。

4. 辨证论治的特点。既有别于头痛医头等局部对症疗法，又区别于不分主次、不分阶段、一药一方对一病的治病方法。

5. 症、证、病的区别与关系。

（1）症，即症状，是自觉症状与他觉症状（体征）的合称。症是疾病的表现、现象。如头痛、恶心等（自觉症状）；舌红、脉数、面色萎黄等（医生诊察到症状，即他觉症状、体征）。一种疾病及其过程中，可有若干的症。

（2）证（征候）是疾病发展过程中，某一阶段的病理概括。它包含着病因、病位、病情、邪正关系等内容，如脾胃阳虚证、风寒束肺证等。证是疾病的本质，证不仅能反映同一疾病，发于不同人体，或处于不同阶段的个性本质，还能反映不同疾病在发展过程中所出现的共性本质。因此，证既是中医的一个阶段诊断结论，也是治疗的依据。

（3）病。广义的病，是人失去健康状态，出现痛苦的统称，故称"人之所苦，谓之病"。狭义的"病"，则指中西医的具体病名。"病"必然通过若干"症"表现其存在，有病必有症。医生通过对症状的分析辨别，必然辨出若干证候。证候中又包括若干症。

简言之，症是病的现象；症是辨证的基础；证是症的病理概括，证是病的本质。这就说明中医治病的主要依据是证候，而症状和病名并不是主要依据。病、症、证的关系如图2—13所示。

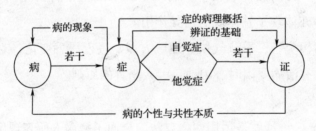

图2—13　病、症、证关系图

二、脏腑的生理特点

（一）内脏各系统共同生理特点

1. 五脏。五脏是心、肝、脾、肺、肾五个内脏的总称，其共同生理特点为化生和贮藏精气。

2. 六腑。六腑是胆、胃、大肠、小肠、膀胱、三焦的总称，其共同生理特点为受盛和传化水谷。

3. 齐恒之腑。是脑、髓、骨、脉、胆、女子胞的总称。指这一类腑的形态及其生理功能均有异于"六腑"，不与水谷直接接触，而是一个相对密闭的组织器官，而且还具有类似于脏的贮藏精气的作用。

（二）五脏生理特点

1. 心。心居于胸腔，位于人体上焦，膈膜之上，圆而尖长，形似倒垂的未开莲蕊，心尖搏动在左乳下，有心包卫护于外。称为"阳中之阳之脏"，又称"君主之官"。

心在五行属火，起着主宰生命活动的作用。心的主要生理功能有两方面，一是主血脉，二是主神志。心开窍于舌，在体合脉，其华在面，在志为喜，在液为汗。

（1）血脉。包括主血和主脉两个方面。全身的血都在脉中运行，依赖于心脏的搏动而输送到全身，发挥其濡养的作用。血液的正常运行，必须以血气充沛、血液充盈、脉道通利为最基本的前提条件。心脏推动血液在脉内循环运行，血液运载着营养物质以供养全身，使五脏六腑、四肢百骸、形体官窍都获得充分的营养，维持其正常的生理活动。饮食水谷通过胃的受纳，脾的运化而化为水谷精微，依赖脾的升清散精作用，上输给心肺，在肺吐故纳新之后，贯注心脉，变化而赤，成为血液。

（2）主神志。心主神志，即是心主神明。广义的神，是指整个人体生命活动的外在表现。狭义的神，即是心所主之神志，是指人的精神、意识、思维活动。

心为五脏六腑之大主，为阳中之大阳，以阳气为用。心的阳气具有温煦和推动作用，能维持人体正常的血液循环，并使心神振奋，进而维持人的生命活动，使之生机不息。心的阳热之气，不仅维持了心脏本身的生理功能，而且对全身具有温养作用。凡脾胃的腐熟和运化水谷，肾阳之温煦和蒸腾气化，以及全身的水液代谢、汗液排泄的调节，均有赖于心的阳气温煦和推动作用。

2. 肺。肺居于胸腔，位于上焦，左右各一。肺的位置在五脏中最高，故称"华盖"。肺不耐寒热，易被邪侵，称为"娇脏"，其虚中空如蜂巢。肺主气，辅佐心脏调节气血的运行，故称肺为"相辅之官"。肺五行属金，开窍于鼻，在液为涕，在志为悲，在体合皮毛，其华在毛。

（1）主气、司呼吸。气的形成，特别是宗气的生成，主要依靠肺吸入的清气与脾胃运化的水谷精气相结合；肺对于全身的气具有调节作用，肺是体内外气体交换的场所，通过肺的呼吸，吸入自然界的清气，呼出体内的浊气，实现了体内外气体交换。

（2）主宣发和肃降。宣发，即是肺气向上升宣和向外周的布散；肃降，即是肺气向下的通降和使呼吸道保持洁净的作用。肺主宣发的生理作用主要表现在：通过肺的气化，排出体内的浊气；将脾所转输的津液和水谷精微布散到全身，外达于皮毛；宣发卫气，调节腠理，将代谢后的津液化为汗液，排出体外。肺主肃降的生理作用主要表现在：吸入自然界的清气；由于肺位最高，故将清气和津液和水谷精微向下布散；肃清肺和呼吸道内的异物。

（3）通调水道。肺的宣发和肃降对体内水液的输布、运行和排泄起着疏通和调节的作用。

（4）朝百脉、主治节。是指全身的血液，都通过经脉而会聚于肺，通过肺的呼吸，进行气体交换，然后再输布到全身。主治节：即治理和调节，主要体现在肺主呼吸，随着肺的呼吸运动，治理和调节着全身的气机，即是调节着气的升降出入运动，因而辅助心脏，推动和调节血液的运行。

肺在五脏六腑中居位最高，覆盖心君和诸脏腑，为脏腑之外卫。肺主一身之表，外合皮毛，宣发卫气，抵御外邪，护卫肌表；又主一身之气，调节气机。肺通过气管、喉、口、鼻直接与外界相通，在五脏中，肺最易受外界自然环境因素的影响，如自然界中风、寒、暑、湿、燥、火。肺合皮毛，所以病变初期多见发热、恶寒、咳嗽、鼻塞等肺卫失调的表证。

3. 脾。脾在膈之下，在胃的左侧后上方。其形如鸡冠，状如犬舌，色如马肝，又形如刀镰，称其为"阴中之至阴"，为人体"后天之本，气血生化之源"。脾主运化，主升清，主统摄血液。五行属土，开窍于口，在液为涎，在志为思，在体合肌肉，主四肢，其华在唇。

（1）主运化。是指脾具有把水谷（饮食物）化为精微，并将精微物质转输至全身的生理功能，水液转化为津液，五谷转化为营气和卫气。

（2）主升清。是指水谷精微等营养物质的吸收和上输于心、肺、头目，通过心肺的作用化生气血，以营养全身。

（3）主统血。脾有统摄血液在经脉之中流行，防止逸出脉外的功能。

五脏之气升降相互为用，相互制约，维持人体气机升降出入的整体和谐。脾气上升，指脾的气机运动特点是以上升为主，脾气健旺则运化水谷精微的功能正常，脾能升清，气血生化有源。脾能运化水湿，以调节体内水液代谢的平衡，脾虚不运则最易生湿，而湿邪过盛又最易困脾。脾主湿而恶湿，因湿邪伤脾，脾失健运，可见头重如裹、脘腹胀闷、口黏不渴等症。若脾气虚弱，健运无权而水湿停聚者，可见肢倦、纳呆、脘腹胀满、痰饮、泄泻、水肿等。故治脾当顺其喜燥恶湿之性。

4. 肝。肝居于腹部，横膈之下，位于人体下焦，右肋之内，色紫赤，称为"将军之官"，主谋略。肝的主要功能是主疏泄和主藏血。肝开窍于目，在液为泪，其志在怒，在体合筋，其华在爪。

（1）主疏泄。肝的疏泄功能反映了肝主升、主动的生理特点，是调畅全身气机，推动血和津液运行的一个重要环节。肝的疏泄功能主要表现为调畅气机；促进脾胃的运化功能以及胆汁的分泌和排泄；调畅情志三个方面。

（2）主藏血。肝藏血是指肝有贮藏血液和调节血量的生理功能。肝的藏血功能，主要体现于肝内必须贮存一定的血量，以制约肝的阳气升腾，勿使过亢，以维护肝的疏泄功能，使之冲和条达。肝的藏血亦有防止出血，调节人体各部分血量的分配作用。肝的调节血量功能，是以贮藏血液为前提的。

肝为风木之脏，喜条达而恶抑郁，其气易逆易亢，其性刚强。肝气、肝阳常有余的病理特性，反映了肝脏本身具有刚强躁急的特性。肝体阴用阳，为风木之脏，其气主升主动，喜条达而恶抑郁，也忌过亢。

5. 肾。肾位于腰部，腰为肾之府，脊柱两旁，位于人体下焦，左右各一，左肾略高，右肾略低，形如豇豆籽，色黑，称为"人体的先天之本"。

肾的主要生理功能为藏精，主生长、发育、生殖，主水液代谢，主骨生髓，主纳气。五行属水，其华在发，在体合骨，开窍于耳和二阴，在志为恐，在液为唾。

（1）藏精。主生长、发育、生殖。藏精是肾的主要生理功能，即肾对于精气具有闭藏的作用。肾对于精气的闭藏，主要是为精气在体内能充分发挥其应有的生理效应，创造良好的条件，不使精气无故流失。

（2）主水。指肾中精气的气化功能，对于体内津液的输布和排泄，维持体内津液代谢的平衡，起着极为重要的调节作用。

（3）主纳气。指肾有摄纳肺所吸入的清气，防止呼吸表浅的作用，保证体内外气体的正常交换。

（三）六腑生理特点

1. 胆。胆居六腑之首，又隶属于奇恒之府。位于人体下焦，右胁之下，附于肝之叶间，内藏胆汁，称"中精之官""清静之腑"。胆的生理功能为贮藏胆汁，排泄胆汁，协助消化、主决断。胆汁即内藏清净之液。胆汁味苦，色黄绿，由肝之精气所化生，汇聚于胆，泄于小肠，以助饮食物消化。胆汁的化生和排泄，由肝的疏泄功能控制和调节。若肝的疏泄正常，则胆汁排泄畅达，脾胃的运化功能也健旺。

若胆汁不足，则精粗不分，粪色白洁而无黄。若肝胆的功能失常，胆的分泌与排泄受阻，就会影响脾胃的消化功能，而出现厌食、腹胀、腹泻等消化不良症状。若湿热结于肝胆，以致肝失疏泄，胆汁外溢，浸渍肌肤，则发为黄疸；胆气以降为顺，若胆气不利，气机上逆，则可出现口苦、呕吐黄绿苦水等。

2. 胃。胃又称胃脘，亦称"太仓""水谷之海"，喜润而恶燥。位于人体中焦，上接食道，下通小肠。分上、中、下三部。胃的上部称上脘，包括贲门；胃的中部称中脘，即胃体的部分；胃的下部称下脘，包括幽门。胃的生理功能为主受纳和腐熟水谷。受纳是接受和容纳的意思。胃主受纳是指胃接受和容纳水谷的功能。腐熟水谷是指饮食物经过胃的初步消化，形成食糜的意思。胃为"水谷之海"，饮食物入胃，经过胃的腐熟后，必须下行小肠，进一步消化吸收；还包括小肠将食物残渣下输于大肠。饮食入口，经过食管，容纳于胃腑，故称胃为"太仓""水谷之海"。机体的生理活动和气血津液的化生，都需要依靠饮食物的营养，所以，又称胃为"水谷气血之海"。

胃是接受、容纳饮食物之腑，若胃有病变，就会影响胃的受纳功能，而出现纳呆、厌食、胃脘胀闷等症状。胃主受纳功能的强弱，取决于胃气的盛衰，反映于能食与不能食。能食，则胃的受纳功能强；不能食，则胃的受纳功能弱。

3. 小肠。位于人体下焦，上接胃，下络大肠。小肠与心有经脉互相络属，与心互为表里。小肠的主要功能是受盛、化物和泌别清浊。受盛即是接受、以器盛物的意思。受盛功能主要体现在两个方面：一是说明小肠是接受经胃初步消化之饮食物的盛器；二是指经胃初步消化的饮食物，在小肠内必须有相当时间的停留，以利于进一步消化和吸收。化物是变化、消化、化生的意思，指小肠将经胃初步消化的饮食物，进一步消化，将水谷化为精微。泌别清浊是分泌分别清浊的意思，小肠的泌别清浊功能主要体现在三个方面：

（1）将经过小肠消化后的饮食物，分别为水谷精微和食物残渣两个部分；

（2）将水谷精微吸收，把食物残渣向大肠输送；

（3）小肠在吸收水谷精微的同时，也吸收了大量的水液，故称"小肠主液"。

4. 大肠。位于人体下焦，上接小肠，下通肛门。大肠与肺有经脉相互络属，互为表里，又称传导之官。大肠的主要功能是传化糟粕和主津。传化糟粕是指大肠接受小肠泌别清浊后所剩下的食物残渣，再吸收其中多余的水液，形成粪便，经肛门而排出体外。大肠主津是指大肠吸收水分而调节水液代谢的功能，说明大肠与体内水液代谢有关。

大肠有病，传导失常，主要表现为大便质和量的变化和排便次数的改变。如大肠传导失常，就会出现大便秘结或泄泻，若湿热蕴结于大肠，大肠气滞，又会出现腹痛、里急后重、下痢脓血等。大肠的病变又多与津液有关，如大肠虚寒，无力吸收水分，则水谷杂下，出现肠鸣、腹痛、泄泻等；大肠实热，消烁水分，肠液干枯，肠道失润，又会出现大便秘结不通之症。

5. 膀胱。位于人体小腹正中央，膀胱与肾直接相通，两者又有经脉相互络属，故为表里。膀胱的主要生理功能是贮存尿液和排泄尿液。在人体津液代谢过程中，水液通过肺、脾、肾三脏的作用，布散全身，发挥濡润机体的作用，被人体利用之后，下归于肾，经肾的气化作用，升清降浊，清者回流体内，浊者变成尿液，下输于膀胱。

尿为津液所化，小便与津液常常相互影响，如果津液缺乏，则小便短少；反之，小便过多也会丧失津液。尿储存于膀胱，达到一定容量时，通过气化作用，可及时自主地从溺窍排出体外。因此，膀胱的储尿和排尿功能，全赖于肾的气化功能。所谓膀胱气化，实际上属于肾的气化作用。

6. 三焦。三焦是上焦、中焦、下焦的合称，为六腑之一。

三焦的主要生理功能是通行元气和水液运行之道路。元气是人体最根本的气，根源于肾，由先天之精所化，赖后天之精以养，为人体脏腑阴阳之本，生命活动的原动力。元气通过三焦而输布到五脏，充沛于全身，以激发、推动各个脏腑组织的功能活动，所以说三焦是元气运行的通道。三焦有疏通水道、运行水液的作用，是水液升降出入的道路。全身的水液代谢是由肺、脾胃和肠、肾和膀胱等许多脏腑的协同作用而完成的，但必须以三焦为通道，才能正常地升降出入。因此，将水液代谢的协调平衡作用称做"三焦气化"。

上焦指横膈以上的胸部，包括心、肺两脏和头面部。上焦的生理特点为"上焦如雾""上焦主入"，是指上焦主宣发，而散气血津液充养机体的功能。上焦接受来自中焦的水谷精微，通过心肺的宣发布散于全身，发挥其营养滋润的作用，如雾露之溉。

中焦是指膈之下，脐以上的部位和脏器。中焦的生理特点为"中焦如沤""中焦主化"，是指中焦腐熟水谷，吸收精微的功能。胃受纳腐熟水谷，由脾之运化而形成水谷精微，以此化生气血，并通过脾的升清转输作用，将水谷精微上输于心肺以濡养周身。

下焦是指脐以下的部位和脏器。其生理特点为"下焦如渎""下焦主出"，是指下焦渗泄水液，排泄二便的功能。下焦将饮食物的残渣糟粕传送到大肠，从肛门排出体外，并将体内剩余的水液，通过肾和膀胱的气化作用变成尿液，从尿道排出体外。这种生理过程具有向下疏通，向外排泄之势。

第三节　足部反射区按摩的经络腧穴学知识

本节任务

学习足部反射区按摩的经络腧穴学知识。

目标要求

掌握足部反射区按摩中涉及的经络腧穴学知识，具体如下：

1. 足三阴、足三阳经在小腿以及足部的循行路线；
2. 足三阴、足三阳经在小腿以及足部主要腧穴的定位和主治作用。

任务的理解

经络腧穴学中涉及人体足部的经络和腧穴的知识是学习足部反射区按摩的重要基础知识，同时也是操作者在工作实际中能够灵活运用足部反射区按摩疗法的基础。本节主要摘选了足部反射区按摩中涉及的经络腧穴学知识，便于操作者学习。

课程内容

一、足三阴、足三阳经在小腿以及足部的循行（见图 2—14）

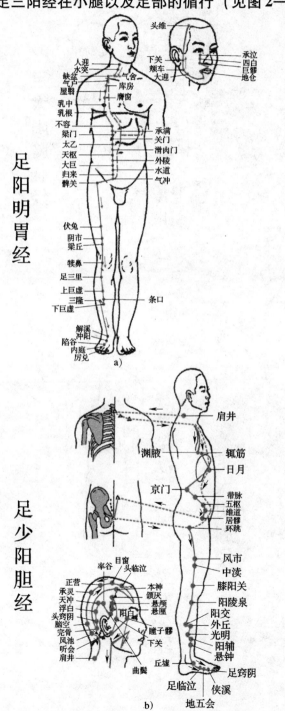

足阳明胃经

足少阳胆经

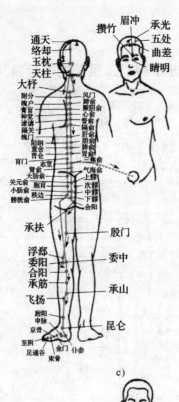

眉冲
攒竹
承光
五处
曲差
睛明

通天
络却
玉枕
天柱

大杼

附分
魄户
膏肓
神堂
譩譆
膈关

阳纲
意舍
胃仓
肓门
志室

胞肓
秩边

风门
肺俞
厥阴俞
心俞
督俞
膈俞
肝俞
胆俞
脾俞
胃俞
三焦俞

气海俞
上髎
次髎
中髎
下髎
会阳

肾俞
大肠俞
关元俞
小肠俞
膀胱俞

承扶

殷门

浮郄
委阳
合阳
承筋

委中

承山

飞扬

跗阳
申脉
京骨
至阴
金门
仆参
足通谷
束骨

昆仑

足太阳膀胱经

c)

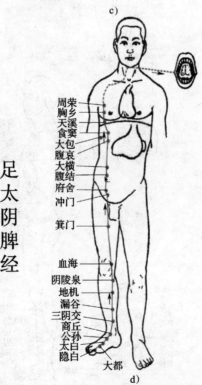

荣乡
周胸溪
天食窦
大包
腹哀
大横
腹结
府舍
冲门

箕门

血海
阴陵泉
地机
漏谷
三阴交
商丘
公孙
太白
隐白

大都

足太阴脾经

d)

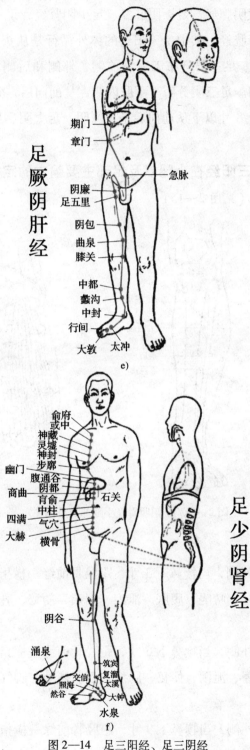

足厥阴肝经

期门
章门
急脉
阴廉
足五里
阴包
曲泉
膝关
中都
蠡沟
中封
行间
大敦　太冲

e)

俞府
或中
神藏
灵墟
神封
步廊
幽门
腹通谷
商曲
阴都
肓俞
中柱
四满
气穴
大赫
横骨
石关

足少阴肾经

阴谷

涌泉

筑宾
复溜
太溪
交信
照海
然谷　大钟
水泉

f)

图 2—14　足三阳经、足三阴经

足三阴经包括足太阴脾经、足厥阴肝经、足少阴肾经，足三阳经包括足阳明胃经、足少阳胆经、足太阳膀胱经。其中足三阳经的体外循行是从头走足，足三阴经的体外循行是从足走腹（胸）。足三阳分布于下肢前侧、外侧和后侧，从前向后，分别是足阳明、足少阳、足太阳。足三阴分布于下肢内侧，从前向后，分别是足太阴、足厥阴、足少阴（其中内踝尖上8寸以下从前向后是足厥阴、足太阴、足少阴）。

二、足三阴、足三阳经在小腿以及足部主要腧穴的定位和主治

（一）足阳明胃经（见图2—15）

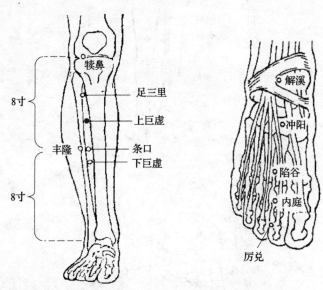

图2—15 足阳明胃经小腿部及足部腧穴

1. 足三里

【定位】在小腿前外侧，当犊鼻下3寸，距胫骨前缘一横指（中指横节）。

【主治】胃痛、呕吐、噎膈、腹胀、泄泻、痢疾、便秘、乳痈、肠痈、下肢痹痛。

2. 上巨虚

【定位】在小腿前外侧，当犊鼻下6寸，距胫骨前缘一横指（中指横节）。

【主治】肠鸣、腹痛、泄泻、便秘、肠痈、下肢痿痹、脚气。

3. 下巨虚

【定位】在小腿前外侧，当犊鼻下9寸，距胫骨前缘一横指（中指横节）。

【主治】小腹痛、腰脊痛引睾丸、泄泻、痢疾、乳痈、下肢痿痹。

4. 丰隆

【定位】在小腿前外侧，当外踝尖上8寸，条口外，距胫骨前缘二横指（中指横节）。

【主治】头痛、眩晕、痰多咳嗽、哮喘、下肢痿痹。

5. 解溪

【定位】在足背与小腿交界处的横纹中央凹陷处，当跗长伸肌腱与趾长伸肌腱之间。

【主治】头痛、眩晕、癫狂、腹胀、便秘、下肢痿痹、足踝肿痛。

6. 冲阳

定位：在足背最高处，当跗长伸肌腱和趾长伸肌腱之间，足背动脉搏动处。

主治：口眼歪斜、面肿、齿痛、癫狂、胃痛、足痿无力。

7. 内庭

【定位】在足背，当第2、3趾间，趾蹼缘后方赤白肉际处。

【主治】齿痛、咽喉肿病、口歪、鼻衄、腹胀、泄泻、痢疾、便秘、热病、足背肿痛。

8. 厉兑

【定位】在足第2趾末节外侧，距趾甲角0.1寸。

【主治】鼻衄、齿痛、咽喉肿痛、腹胀、热病、多梦、癫狂。

（二）足太阳膀胱经（见图2—16）

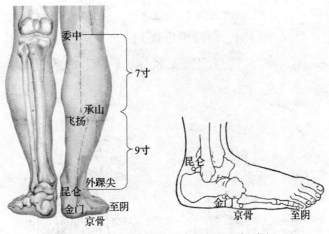

图2—16 足太阳膀胱经小腿部及足部腧穴

1. 委中

【定位】在腘横纹中点，当股二头肌腱与半腱肌腱的中间。

【主治】腰痛、下肢痿痹、腹痛、吐泻、小便不利、遗尿、丹毒、瘾疹、皮肤瘙痒、疔疮。

2. 承山

【定位】在小腿后面正中，委中与昆仑之间，当伸直小腿或足跟上提时，腓肠肌肌腹下出现尖角凹陷处。

【主治】痔疾、便秘、腰腿拘急疼痛、脚气。

3. 飞扬

【定位】在小腿后面，外踝后，昆仑穴直上7寸，承山外下方1寸处。

【主治】腰膝酸痛、腿软无力、头痛、目眩、鼻塞、鼻衄。

4. 昆仑

【定位】在足部外踝后方，当外踝尖与跟腱之间凹陷处。

【主治】头痛、项强、目眩、鼻衄、腰痛、足跟肿痛、难产、癫痫。

5. 金门

【定位】在足外侧，当外踝前缘直下，骰骨下缘处。

【主治】头痛、癫痫、小儿惊风、腰痛、下肢痹痛、外踝肿痛。

6. 京骨

【定位】在足外侧，第五跖骨粗隆下方，赤白肉际处。

【主治】头痛、项强、目翳、癫痫、腰腿痛。

7. 至阴

【定位】在足小趾末节外侧，距趾甲角0.1寸。

【主治】胎位不正、难产、胞衣不下、头痛、目痛、鼻塞、鼻衄。

（三）足少阳胆经（见图2—17）

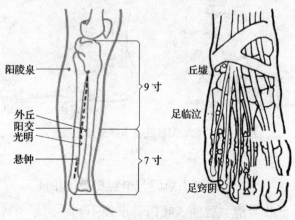

图2—17 足少阳胆经小腿部及足部腧穴

1. 阳陵泉

【定位】在小腿外侧，当腓骨头前下方凹陷处。

【主治】黄疸、口苦、呕吐、胁肋疼痛、下肢痿痹、膝膑肿痛、脚气、肩痛、小儿惊风。

2. 阳交

【定位】在小腿外侧，当外踝尖上 7 寸，腓骨后缘。

【主治】胸胁胀满、下肢痿痹、癫狂。

3. 外丘

【定位】在小腿外侧，当外踝尖上 7 寸，腓骨前缘，平阳交。

【主治】胸胁胀满、颈项强痛、下肢痿痹、癫狂、狂犬伤毒不出。

4. 光明

【定位】在小腿外侧，当外踝尖上 5 寸，腓骨前缘。

【主治】目痛、夜盲、目视不明、乳房胀痛、乳汁少。

5. 悬钟

【定位】在小腿外侧，当外踝尖上 3 寸，腓骨前缘。

【主治】颈项强痛、偏头痛、咽喉肿痛、胸胁胀痛、痔疾、便秘、下肢痿痹、脚气。

6. 丘墟

【定位】在足外踝的前下方，当趾长伸肌腱的外侧凹陷处。

【主治】胸胁胀痛、下肢痿痹、外踝肿痛、脚气、疟疾。

7. 足临泣

【定位】在足背外侧，当足四趾本节（第四跖趾关节）的后方，小趾伸肌腱的外侧凹陷处。

【主治】偏头痛、目赤肿痛、目眩、目涩、乳痈、乳胀、月经不调、胁肋疼痛、足跗肿痛、瘰疬、疟疾。

8. 足窍阴

【定位】在足第四趾末节外侧，距趾甲角 0.1 寸。

【主治】目赤肿痛、耳鸣、耳聋、咽喉肿痛、头痛、失眠、多梦、胁痛、足跗肿痛、热病。

（四）足太阴脾经（见图2—18）

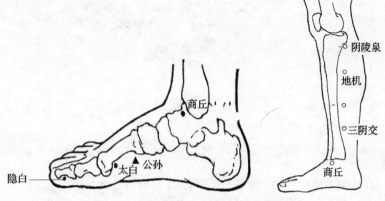

图2—18　足太阴脾经小腿部及足部腧穴

1. 隐白

【定位】在足大趾末节内侧，距趾甲角0.1寸。

【主治】月经过多、崩漏、尿血、便血、腹胀、癫狂、梦魇、多梦、惊风。

2. 太白

【定位】在足内侧缘，当足大趾本节（第一跖趾关节）后下方赤白肉际凹陷处。

【主治】胃痛、腹胀、腹痛、泄泻、痢疾、便秘、纳呆、体重节痛、脚气。

3. 公孙

【定位】在足内侧缘，当第一跖骨基底的前下方。

【主治】胃痛、呕吐、腹胀、腹痛、泄泻、痢疾、心痛、胸闷。

4. 商丘

【定位】在足内踝前下方凹陷处，当舟骨结节与内踝尖连线的中点处。

【主治】腹胀、泄泻、便秘、痔疾、足踝肿痛、舌本强痛。

5. 三阴交

【定位】在小腿内侧，当足内踝尖上3寸，胫骨内侧缘后方，如图2—19所示。

【主治】月经不调、崩漏、带下、阴挺、经闭、难产、产后血晕、恶露不尽、不孕、遗精、阳痿、阴茎痛、疝气、

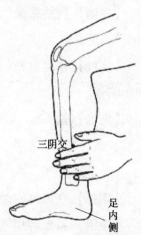

图2—19　三阴交简单取穴

小便不利、遗尿、水肿、肠鸣腹胀、泄泻、便秘、失眠、眩晕、下肢痿痹、脚气。

6. 地机

【定位】在小腿内侧，当内踝尖与阴陵泉的连线上，阴陵泉下 3 寸。

【主治】腹胀、腹痛、泄泻、水肿、小便不利、月经不调、痛经、遗精、腰痛、下肢痿痹。

7. 阴陵泉

【定位】在小腿内侧，当胫骨内侧髁后下方凹陷处。

【主治】腹胀、水肿、黄疸、泄泻、小便不利或失禁、阴茎痛、遗精、妇人阴痛、带下、膝痛。

（五）足少阴肾经（见图 2—20）

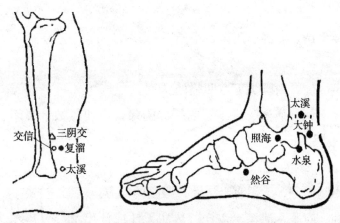

图 2—20 足少阴肾经小腿部及足部腧穴

1. 涌泉

【定位】在足底部，当足趾跖屈时足前部凹陷处，约当足底二、三趾趾缝纹头端与足跟连线的前 1/3 与后 2/3 交点上，如图 2—21 所示。

【主治】头痛、眩晕、昏厥、癫狂、小儿惊风、失眠、便秘、小便不利、咽喉肿痛、舌干、失音、足心热。

2. 然谷

【定位】在足内侧缘，足舟骨粗隆下方，赤白肉际。

【主治】月经不调、阴挺、阴痒、遗精、小

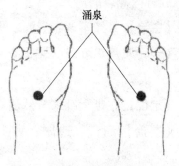

图 2—21 涌泉

便不利、消渴、泄泻、小儿脐风、咽喉肿痛、咳血、口噤。

3. 太溪

【定位】在足内侧，内踝后方，当内踝尖与跟腱之间的凹陷处。

【主治】月经不调、遗精、阳痿、小便频数、消渴、泄泻、腰痛、头痛、目眩、耳聋、耳鸣、咽喉肿痛、齿痛、失眠、咳喘、咳血。

4. 大钟

【定位】在足内侧，内踝后下方，当跟腱附着部的内侧前方凹陷处。

【主治】癃闭、遗尿、便秘、咳血、气喘、痴呆、嗜卧、足跟痛。

5. 水泉

【定位】在足内侧，内踝后下方，当太溪穴直下1寸（指寸），跟骨结节的内侧凹陷处。

【主治】月经不调、痛经、阴挺、小便不利。

6. 照海

【定位】在足内侧，内踝尖下方凹陷处。

【主治】月经不调、痛经、带下、阴挺、阴痒、小便频数、癃闭、咽喉干痛、目赤肿痛、痫证、失眠。

7. 复溜

【定位】在小腿内侧，太溪直上2寸，跟腱的前方。

【主治】水肿、腹胀、泄泻、盗汗、热病无汗或汗出不止、下肢痿痹。

8. 交信

【定位】在小腿内侧，当太溪直上2寸，复溜前0.5寸，胫骨内侧缘的后方。

【主治】月经不调、崩漏、阴挺、泄泻、便秘。

（六）足厥阴肝经（见图2—22）

1. 大敦

【定位】在足大趾末节外侧，距趾甲角0.1寸。

【主治】疝气、遗尿、癃闭、经闭、崩漏、月经不调、阴挺、癫痫。

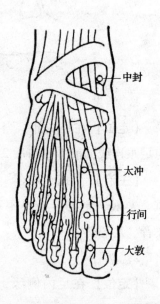

中封

太冲

行间

大敦

图2—22　足厥阴肝经足部腧穴

2．行间

【定位】在足背侧，当第1、第2趾间，趾蹼缘的后方赤白肉际处。

【主治】头痛、目眩、目赤肿痛、青盲、口歪、月经过多、崩漏、痛经、经闭、带下、疝气、小便不利、尿痛、中风、癫痫、胁肋疼痛、急躁易怒、黄疸。

3．太冲

【定位】在足背侧，当第1跖骨间隙的后方凹陷处。

【主治】头痛、眩晕、目赤肿痛、口歪、青盲、咽喉干痛、耳鸣、耳聋、月经不调、崩漏、疝气、遗尿、癫痫、小儿惊风、中风、胁痛、郁闷、急躁易怒、下肢痿痹。

4．中封

【定位】在足背侧，当足内踝前，商丘与解溪连线之间，胫骨前肌腱的内侧凹陷处。

【主治】疝气、腹痛、小便不利、遗精、下肢痿痹、足踝肿痛。

第四节 足部反射区按摩基本原理

本节任务

学习足部反射区按摩的作用原理。

目标要求

掌握足部反射区按摩的循环、反射、经络和全息胚胎原理的内容。

任务的理解

了解并掌握足部反射区按摩的作用原理，对于在从事足部按摩工作的时候就能根据原理，一方面为顾客解答疑问，一方面对顾客出现的不适症是否适用于足部反射区按摩有一个准确而快捷的判断。

课程内容

一、循环原理

人体心脏的跳动带动周身的血液循环。在大循环中，动脉内的血液流速快，血液含氧量高，并带有很多人体需要的营养成分，供应给体内各组织和器官，静脉内的血液含有大量的代谢物，如尿酸晶等，而且比动脉内血液流速慢，很容易滞留大血管壁上。血液在心脏和血管组成的血液循环系统中流动，输送营养，排出废物，所以促进血液循环对保持机体的健康至关重要。足部离心脏最远，微循环非常容易出现问题，加上人体站立行走，双足部在地心引力的作用下使血液中的代谢物滞留在足部，造成新的微循环障碍，结果使心脏工作负担加重，长此以往，心脏的功能就会减弱，提供给人体各组织器官的营养就会出现不足，久而久之，人体各器官的功能下降，从而引起人体内不同程度的异常反应，人就会感觉不舒服，出现各种不适症。

全面按摩足部反射区后，足部肌肉的收缩力加大，足部的温度升高，血液流速加快（经测定，没有按摩足部时足部的血液流速为 12 毫米/秒，全面按摩足部后，足部的血液流速可达到 24～25 毫米/秒）；同时，滞留在足部的代谢产物经过按摩后，会随着血液循环的加快，通过泌尿系统和其他排泄器官排出体外。当全面按摩足部 3～5 天后就会发现，排出的尿液非常混浊而且气味很浓，这是体内毒素排出体外的表现。所以，足部按摩可以改善血液循环，减轻心脏负担，使新陈代谢功能提高。

二、反射原理

神经系统是机体内起主导作用的调节机构，神经组织遍布人体各个部位，在控制和调节机体活动方面发挥着极其重要的作用。神经组织重要而复杂的生理功能都是通过反射活动来完成的，完成这种活动的基础就是神经元。神经元通过反射活动，保证了机体内部的统一，使各器官的功能活动更好地适应外界环境的变化。

反射是对外界刺激的一种反应。当人体组织器官出现异常反应时，在足部相对应的反射区内会出现不同程度的变化，如产生气泡、沙粒状、条索状、小结节等，刺激按摩这些反射区时会有明显的压痛感；这种痛感沿传入神经向中枢神经传导，经中枢神经的协调产生新的神经冲动，再沿传出神经传导到体内各组织器官，这样就会引起一系列神经体液的调节，激发人体潜能，提高机体的免疫力和抗病能力，调节机体的某种失衡状态。同时，还可以阻断体内原有病理信息的反射。如果患者大脑皮质内已形成一个病理兴奋灶时，由足部反射区传来的触压和痛觉冲动也会形成一个兴奋灶，随着按摩时间的延长，这个兴奋灶在叠加定律的作用下会逐渐加强，并超过病理兴奋灶，使病理兴奋灶受到压抑乃至完全消失。同时，这种物理的刺激还会使人体内产生内源性药物因子，如红外线辐射产生微粒子流、电和磁及内啡肽、多巴胺等对人体有益、有效的健康因子。

三、经络原理

经络学说是中国传统医学的重要内容。经络学说以经脉和络脉为主体，具有联系脏腑和联络肢节的作用，人体的五脏六腑、四肢百骸、五官九窍、筋骨皮肉等组织器官主要是依靠经络系统的联络沟通，使机体协调统一。经络具有运行气血、濡养周身、抗御外邪、保卫机体的作用。经络沟通于脏腑与体表之间，将人体脏腑组织器官联系成为一个有机的整体。

中医认为，经络内连脏腑、外络肢节，是沟通脏腑内外的气血运行的通道，通道受阻人就会不舒服或有痛感。在人体十二经脉中有六条经脉到达足部，即足三阴经（足太阴脾经、足厥阴肝经、足少阴肾经）、足三阳经（足阳明胃经、足少阳胆经、足太阳膀胱经）。通过足部按摩治疗，经络会把人体各部位的穴位连接起来，当按摩足部反射区时，就会刺激按摩到穴位，它会同血液循环和反射作用一样，沿经络循行线进行传导。这种传导方式就像"多米诺骨牌"一样，起到疏通经络的作用。中医认为"通则不痛""不通则痛"就是这个道理，所以，按摩足部可以疏通经络，解除病痛，调节和恢复人体脏腑功能，使失调、病变的脏腑功能得以重新修复和调整，进而达到康复的目的。

四、生物全息理论

生物全息理论是足部按摩原理的理论基础。

全息理论是整体和局部的关系问题。生物全息理论认为，细胞在有丝分裂的过程中对某一个整体实现了半保留复制，因此，每一个整体的局部都包含了整体的信息和密码。只要这个局部是独立的器官，有独立功能、独立的边界，就是这个整体的缩影，这个局部的结构越复杂、面积越大，它所包含的整体信息就越多，对整体的生物特性就越强。这个整体的局部称做"全息胚"。

根据上述学说，作为一个整体，人体中具有独立边界、独立功能的器官很多，如手、耳、鼻、足等，它们都是人体整体的缩影，都是全息胚。经过比较，人们发现足部面积大，结构复杂，足部所包含人体整体的生物特性比其他部位的全息胚强，而且它远离心脏，微循环相对最弱，所以对足部按摩可达到调理整体的目的。

足部这个全息胚包含了人体的全部信息，这些信息被称为反射区，这些反射区有与人体器官相对应的特点，按摩足部就等于对人体进行全面按摩。当人体某器官生理上发生变化时，足部的反射区也相应地发生变化，提示人们做好预防保健的准备。

五、其他原理

人体本来具备一定的自我防御能力，但如果免疫系统的功能存在着缺陷，或者由于衰老而降低了自身的抗病能力，就很容易得病。对足部的脾反射区及淋巴系统反射区施加手法刺激，可增强人体的免疫机能。对免疫功能低下或变态反应病（过敏性疾病，如哮喘、过敏性鼻炎、荨麻疹等）均有较好的治疗效果。

足部按摩可使被施术者从紧张的生活节奏或疾病的不适症中解脱出来，得到充分的放松休息。事后被施术者一般能有良好的睡眠和饮食，大小便畅通，许多临床症状缓解，减轻精神上和躯体上的痛苦，使人精神焕发，自我感觉良好，身心轻快，对保健或治病都极有裨益。

综上所述，对足部进行按摩时，这些原理会同时发挥作用，而不是各自独立地发挥效能，所以，对足部反射区进行按摩会显示出较其他疗法明显的保健调理效果。

第五节　足部反射区按摩专业基础知识

本节任务

学习并掌握足部反射区按摩的专业基础知识。

1. 掌握足部反射区分布的规律。

2. 掌握足部反射区按摩的常用基本手法。

目标要求

1. 掌握足部反射区分布的三个规律。

2. 掌握并能灵活运用三个以上足部反射区按摩的常用基本手法。

任务的理解

足部作为一个最大的全息胚，其反射区的分布与人体本身的结构有密切联系，掌握足部反射区的分布规律对于更好地学习并操作足部反射区按摩帮助很大。

足部反射区按摩作为一个独立的按摩体系，由于足部反射区有点、线、面的不同，所以足部反射区按摩有自己一些独特的按摩手法，与全身按摩操作的手法略有不同，学习并掌握这些按摩手法对于更好地学习并操作足部反射区按摩具有重要意义。

課程內容

一、足部反射区的分布规律和定位

（一）人体头部、胸、腹、骨盆在足部的分布

双足是人整体的一个缩影，将双足并在一起就构成了一个完整的全息胚，如图2—23所示。根据反射区的分布特点可以把足部分成足趾、足掌、足心和足跟四个部分，它们分别代表了人体的头部、胸部、腹部和骨盆，在这些区域里分布着相应器官的反射区。如五官的反射区分布在足趾；心肺的反射区分布在足掌；胃肠的反射区分布在足心；泌尿、生殖器官的反射区分布在足跟。

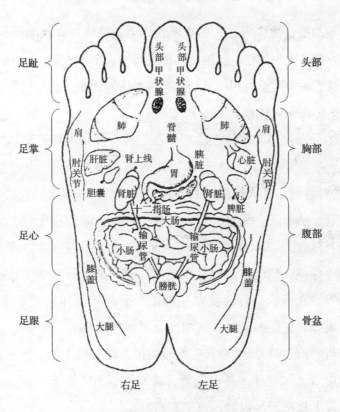

图 2—23　双足构成完整的全息胚

（二）人体正中及两侧结构在足部的分布（见图2—24）

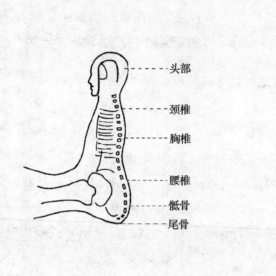 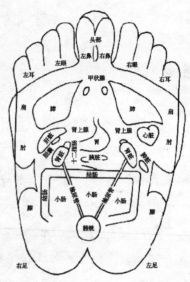

图2—24　足部反射区在足部的分布规律

两脚并在一起的位置称脚内侧，相当于人体的中轴线，脊柱的反射区即分布于此，由足趾向足跟的方向依次为颈椎、胸椎、腰椎、骶椎和尾骨；足外侧相当于人体的外侧，分布着肩、肘、膝等关节的反射区；足底相当于人体的背面，足背相当于人体的前面。

（三）足部反射区分布规律

足部反射区的分布规律有对称性、整体性、特殊性三大特性，这些特性是准确定位的重要原则。

1. 双器官的对称性。凡人体成对的器官，其反射区在双足对应的位置也都对称分布。如肾、输尿管、肺、眼、耳等，左脚上有，右脚上相对应的区域也有。

2. 单器官的整体性。人体的单个器官在足部的反射区定位要从整体来考虑，也就是说靠近人体的哪一侧，相应的反射区就定位在哪只脚上。如偏于左侧的心、脾、降结肠、乙状结肠等，它们的反射区就在左脚上；而偏于人体右侧的肝、胆、升结肠、盲肠阑尾、回盲瓣等，它们的反射区就相应分布在右脚上。

3. 居中单器官分布的特殊性。有些器官的位置既不偏左侧，也不偏右侧，而是位于或靠近人体的中线。如脊柱、鼻、气管、胃、胰、十二指肠、膀胱、肛门等。这些器官在反射区定位上都靠近足内侧，也呈左右对称分布。

4. 颈部以上器官分布的交叉性。神经系统的传导纤维至颈部以上进行左右交叉，所以人体颈部以上各器官的反射区在足部的分布也呈现出左右交叉的特点。就是头颈部一侧的器官要到对侧的脚上去定位。比如左眼、左耳的反射区就分布在右脚相应的脚趾上。当这些器官发生某种病变时，一些异常的反映会在对侧脚上的反射区表现出来，在进行足诊的选区治疗时一定不要忽视这个特性。

二、足部反射区按摩的基本手法（图中箭头指示点为施力点）

（一）单指扣拳法（见图 2—25）

以食指第一二指间关节弯曲扣紧，其余四指握拳，以中指及拇指为基，垫于食指之第一关节处。

（二）拇指推掌法（见图 2—26）

拇指与四指分开，约 60°（视反射区位置和面积而定）。

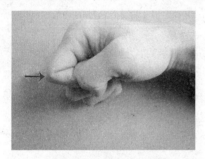

图 2—25　单指扣拳法

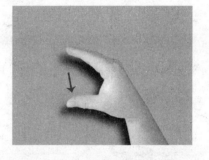

图 2—26　拇指推掌法

（三）扣指法（见图 2—27）

拇指与四指分开成圆弧状，四指为固定点。

（四）捏指法（见图 2—28）

拇指伸直与四指分开固定。

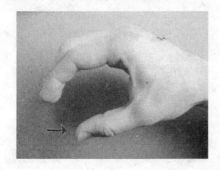

图 2—27　扣指法

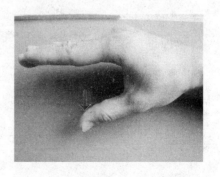

图 2—28　捏指法

（五）双指钳法（见图2—29）

食指中指弯曲成钳状。

（六）握足扣指法（见图2—30）

食指第一二节弯曲，四指握拳如单食指扣拳法，另一手拇指嵌入食指中。

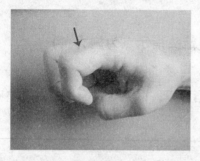

图2—29　双指钳法

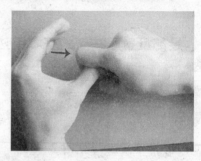

图2—30　握足扣指法

（七）单食指钩拳法（见图2—31）

食指、拇指张开，其余3指成拳状。

（八）拇食指扣拳法（见图2—32）

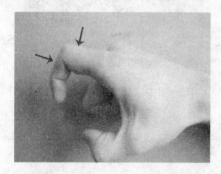

图2—31　单食指钩拳法

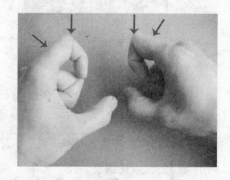

图2—32　拇食指扣拳法

双手拇指食指张开，食指第一二节弯曲，另3指握拳。

（九）双掌握推法（见图2—33）

以施力手4指与拇指张开，拇指之指腹为着力点，4指扣紧，辅助之手紧握脚掌，施力手顺势向上推。

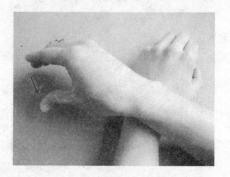

图2—33　双掌握推法

（十）双指拳法（见图2—34）

以手握拳，中指、食指弯曲，均以第一指关节凸出，拇指与其余2指握拳固定。

（十一）双拇指扣掌法（见图2—35）

双手张开成掌，拇指与四指分开，两拇指相互重叠。

（十二）推掌加压法（见图2—36）

以单手拇指与4指分开，另一只手平掌加压在拇指上。

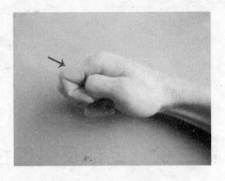

图2—34　双指拳法

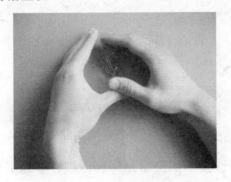

图2—35　双拇指扣掌法

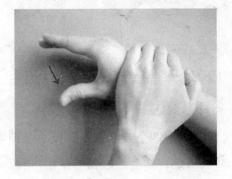

图2—36　推掌加压法

第三章 足部反射区按摩的操作流程

第一节 足部反射区按摩前的准备工作

本节任务

学会各项足部反射区按摩前的准备工作。

目标要求

掌握以下四个方面的足部反射区按摩前的准备工作：

1. 浴足：学会足浴桶的使用方法，掌握选择不同类型足浴药原则，掌握浴足水温，浴足的手法按摩（含颈肩手法）。

2. 颈肩部放松：掌握颈肩部放松的程序和操作流程。

3. 包足：掌握包足毛巾的使用方法。

4. 涂抹按摩油：掌握常见按摩膏（油）的性质与分类，掌握根据顾客足部皮肤的特性选用不同的按摩膏（油）的原则，掌握涂抹按摩油的按摩手法操作步骤。

任务的理解

浴足、颈肩部放松、包足、涂抹按摩油是正式足部按摩前的四项准备工作，做好这四项工作能够更好地进行足部按摩，以期达到好的足部按摩效果。同时在这四项工作过程中，可以通过初步接触顾客，为顾客讲解足部按摩的对全身的调节作用，初步了解顾客足部的形态、皮肤状况，为下一步足部按摩做好准备。

课程内容

一、浴足

在按摩前，让顾客在足浴盆或桶内进行 15 分钟左右的浴足。为了清洁卫生，首先要在足浴桶（盆）内套入一次性的塑料袋，防止顾客间的交叉感染。然后将药袋或药粉置于温水中浸泡，或将已煎煮好的药水兑入温水中搅拌均匀。用手试好水温后再请顾客将足放入足浴盆中。

（一）浴足用品

1. 足浴盆（桶）

目前较为流行的足浴盆（桶）是云杉、香柏木、橡木制的，木质的足浴盆不仅古朴美观，更有很好的保温性。有些高档的足浴盆可通过电源控制水温，还内置磁疗、震动、红外线等理疗装置，以提高泡脚的效果。

2. 足浴药

当顾客泡脚时，要向温水中加入一定量的足浴药，借助水温和药力的共同作用起到舒筋活血、消除疲劳、加快血液循环的功效。常用的足浴药按其功效特点可大致分为休闲护肤、保健放松、疾病调理三类。

休闲护肤类足浴药的主要功效是健美肌肤，清除异味，愉悦身心，比较有代表性的包括藻泥、花瓣、浴盐等。保健放松类足浴药的功效主要是消除疲劳、舒筋活血、强身健体，男女老少皆宜。代表药有草木香中药系列、水晶泥藏药系列等。疾病调理类足浴药能对一些疾病起到条理和辅助治疗的效果。用法是将方中的药物同放锅中，加清水适量，浸泡 5 ~ 10 分钟后，水煎取汁，待温时泡足。

（二）注意事项

为顾客浴足时，要调试好合适的水温，过热易烫伤顾客皮肤，过凉则影响泡脚的效果。在顾客浴足的过程中要注意询问水温情况，当顾客感觉水温不够热时要及时加续热水，加水时要让顾客将足置于足浴盆外。

二、颈肩部放松

主要以全身保健按摩操作手法进行操作，可参考下面的操作手法套路。

1. 拿颈 3~5 次（见图 3—1）。
2. 拇指揉拨颈部棘旁肌肉 2~3 次（见图 3—2）。

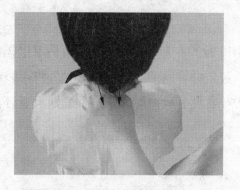
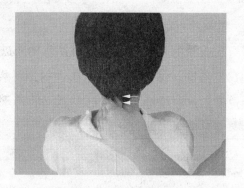

图 3—1　拿颈　　　　　　　　图 3—2　拇指揉拨棘旁肌肉

3. 依次点压（揉）风府、风池、翳风、颈夹脊等腧穴（见图 3—3）。

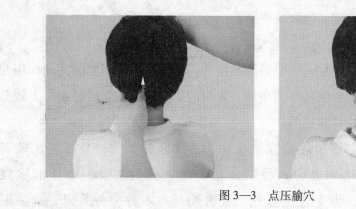

图 3—3　点压腧穴

4. 拿揉放松肩部（见图 3—4）。
5. 分推肩部 3~5 次（见图 3—5）。

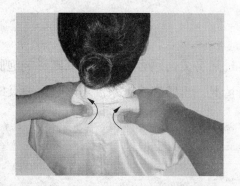
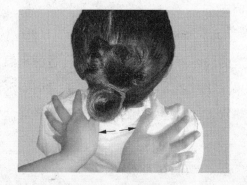

图 3—4　拿揉放松　　　　　　图 3—5　分推肩部

6. 拿双侧肩部 3~5 次（见图 3—6）。

7. 拇指揉拨肩部各肌腱 2~3 次（见图 3—7）。

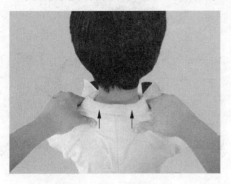 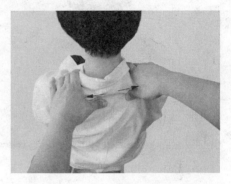

图 3—6 拿揉肩部 　　　　　 图 3—7 拇指揉拨肩部各肌腱

8. 点压肩井、肩中俞、肩外俞、天宗等穴（见图 3—8）。

9. 揉、滚肩部放松（见图 3—9）。

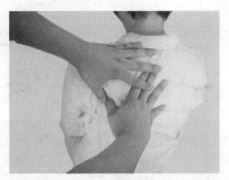 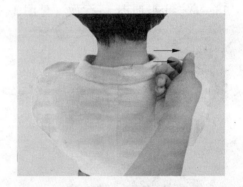

图 3—8 点压腧穴 　　　　　 图 3—9 揉、滚肩部

10. 轻揉肩胛间区 2~3 次（见图 3—10）。

11. 拇指揉拨菱形肌肌腱 2~3 次（见图 3—11）。

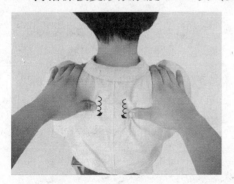 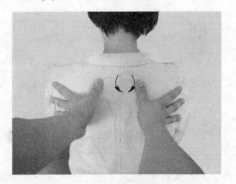

图 3—10 轻揉肩胛间区 　　　　　 图 3—11 拇指揉拨菱形肌肌腱

12. 点压第 7 胸椎胸椎以上的华佗夹脊、膀胱经一、二侧线腧穴（见图 3—12）。

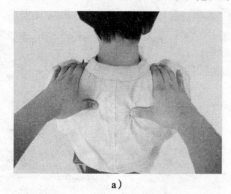 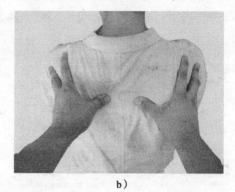

a） b）

图 3—12　点压腧穴

a）膀胱经一侧线　b）膀胱经二侧线

13. 轻揉、推捋肩背放松（见图 3—13）。

14. 拿揉上肢肌肉 3~5 次（见图 3—14）。

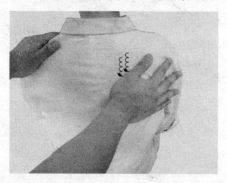 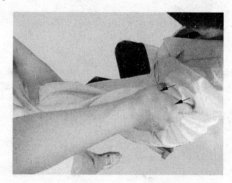

图 3—13　轻揉、推捋肩背　　　　　　图 3—14　拿揉上肢肌肉

15. 点揉曲池、手三里、内关、合谷等腧穴（见图 3—15）。

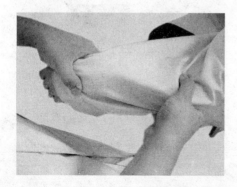 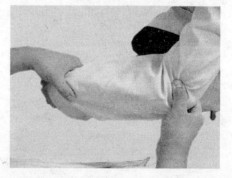

图 3—15　点压腧穴

16. 分推手背（见图3—16）。

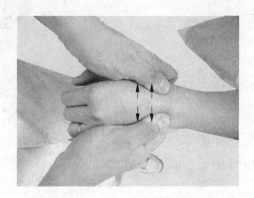

图3—16 分推手背

17. 捻揉拔伸各手指（见图3—17）。

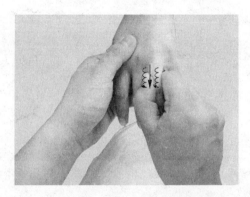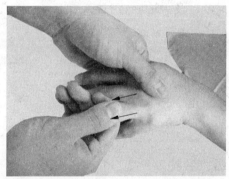

图3—17 捻揉拔伸各手指

18. 搓抖上肢（见图3—18）。

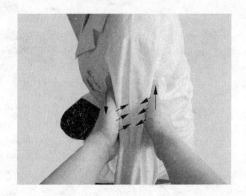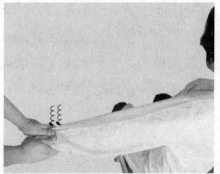

图3—18 搓抖上肢

19. 拿肩、叩击结束（见图3—19）。

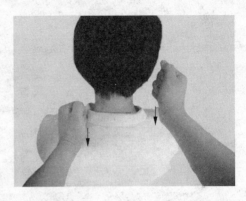

图3—19　拿肩、叩击

三、包足

（一）包足的方法

包足的方法并没有严格的规范，所以行业中包足的样式形形色色，方法不拘一格。工作中，按摩师可以发挥聪明才智，自己发明包足的方法，关键是对足底毛巾的合理使用，起到保温的作用。

（二）足底毛巾介绍

应采用宽大柔软、质量较好的足底毛巾或一次性毛巾，每次使用两条，用于垫足、包足保温以及手法后擦拭按摩油。

（三）注意事项

要将足底毛巾均匀严密地包在顾客脚上，边缘不要有皮肤裸露。操作方法宜简捷，样式美观大方。为了防止交叉感染，特别要做好毛巾的清洗消毒，并要经常淘汰更新。

四、涂油

（一）操作步骤

将适量的按摩膏（油）置于手心，相对用力搓擦，使膏（油）均匀散开，手心温热。然后完成以下操作：

1. 推捋足掌足背（见图3—20）。术者双手掌分别置于顾客足掌及足背，相对用力，往返搓擦，使按摩膏（油）均匀涂抹在顾客足部，并使之皮肤温热。

2. 推捋足内外侧（见图3—21）。术者以双手虎口夹持顾客足两侧，拇指置于足底，其余四指置于足背。双手协同用力往返推捋。

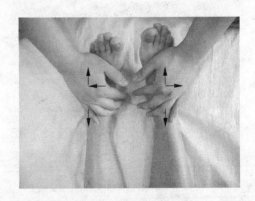

图3—20　推捋足掌足背

3. 推挒小腿内外侧（见图3—21）。接上步，术者双手掌分别沿顾客小腿内外侧自踝部向上推至膝下方，转腕沿原路挒至踝部，往返操作。

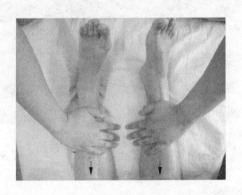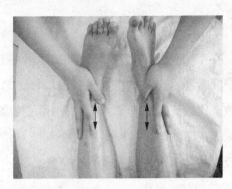

图3—21　推挒足内外侧及小腿内外侧

4. 捣挒足跟（见图3—22）。接上步，术者托起顾客小腿，双手掌自上而下交替挒理顾客跟腱及足跟，动作协调连贯。

5. 搓足跟（见图3—22）。术者以双手掌根及大鱼际夹持顾客足跟内外侧，交替往返搓动，使其足尖左右摆动。

6. 搓足掌（见图3—23）。术者双手掌分别置于顾客足掌两侧，手指自然伸直，交替快速前后搓动，并上下往返移动。

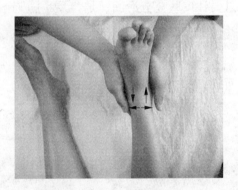

图3—22　捣挒足跟、搓足跟

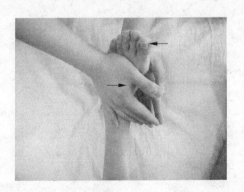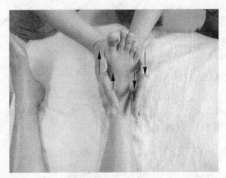

图3—23　搓足掌

7. 捋足心（见图3—24）。术者一手握持顾客足内侧，另一手以掌心由下向上捋至顾客足跟底面。

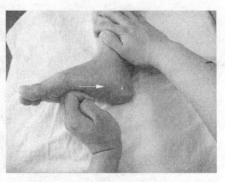

图3—24　捋足趾

（二）按摩膏（油）

现在市场上的足部按摩膏或按摩油名目繁多，有些按摩膏还具有除臭止痒、敛湿收汗、软化角质等功效。比较流行的有草木香系列足底按摩油、青瓜素滋润按摩膏等，可根据顾客脚部皮肤情况选用油性较大的凡士林膏或水质的按摩膏。

（三）注意事项

涂油时应注意适度，足底面（特别是足跟）皮肤相对干燥，按摩时摩擦较大，所以要让皮肤充分滑润；足背及小腿则不需要涂抹较多的膏油，以免过量影响手法操作并使顾客反感。

若顾客足部皮肤干燥，反映其微循环障碍，如干燥脱皮或足癣，说明肺功能不好，而且排泄功能下降。

【补充】

足浴药方

（1）精神疲倦

配方：玉竹、黄芪、黄精、枇杷子、党参各16克，白术13克，红花12克。

功效：补气健脾，和血益肾。

（2）神经衰弱

配方：黄芪30克，白术、陈皮、党参、当归、夜交藤、甘草各9克，升麻15克，杜仲25克。

功效：补中益气，宁心安神。

（3）高血压

配方：磁石、石决明、党参、黄芪、当归、桑枝、枳壳、乌药、蔓荆子、白蒺藜、白芍、炒杜仲、牛膝各6克，独活18克。

功效：平肝潜阳，滋补肝肾

（4）关节炎、腿脚酸痛

配方：白芍 50 克，红花 30 克，桂枝、透骨草、独活、威灵仙各 20 克，杜仲、甘草各 15 克。

功效：祛风止痛、活血化瘀。

第二节　按摩各反射区

本节任务

为顾客按摩足部各反射区。

目标要求

1. 掌握足部反射区的位置、按摩的基本要求和先后顺序。
2. 能够准确地在各反射区进行规范的手法刺激。
3. 能够熟练地在足部反射区进行手法操作。

任务的理解

使用娴熟手法在顾客足部反射区进行准确操作是足部反射区按摩工作中的核心环节，反射区定位的准确与否、手法的力度与舒适度，都直接关系到按摩的效果以及足部诊断和调理。所以本节的主要任务，一是熟知足部反射区的定位；二是熟练在足部反射区进行手法操作；三是掌握各反射区的适应症。

课程内容

一、基本反射区的定位、操作手法和适应症

（一）肾上腺（见图 3—25）

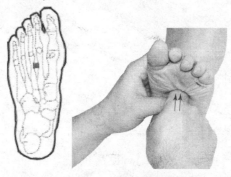

图 3—25　肾上腺反射区

1. 反射区位置：位于双脚脚掌第二跖骨与第三跖骨形成的"人"字形交叉点上的凹陷处。

2. 手法：以握足扣指法，定点向深部按压 3~4 次。

3. 适应症：心律不齐、昏厥、炎症、过敏、哮喘、风湿症、关节炎等。

（二）腹腔神经丛（见图 3—26）

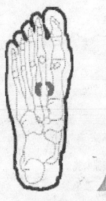
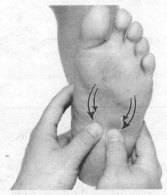

图 3—26　腹腔神经丛反射区及操作手法

1. 反射区位置：双脚掌中心，在肾反射区的两侧。

2. 手法：以单食指扣拳法或拇指推掌法围绕肾反射区由上向下压刮，每侧 3 次。

3. 适应症：神经性胃肠病症、腹胀、腹泻、气闷、烦躁等。

（三）肾（见图 3—27）

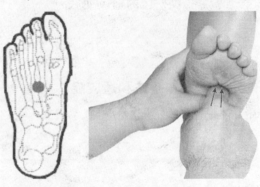

图 3—27　肾反射区

1. 反射区位置：位于双脚脚掌第二跖骨与第三跖骨形成的"人"字形交叉点凹陷处，如图 3—27 所示。

2. 手法：以握足扣指法，由脚趾向脚跟方向按摩约 4~6 次，长约 1 寸。

3. 适应症：各种肾脏疾患、水肿、风湿症、关节炎、泌尿系统感染、高血压。

（四）输尿管（见图3—28）

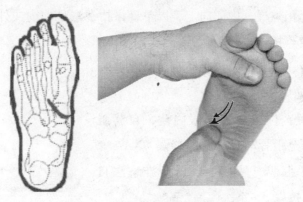

图3—28 输尿管反射区及操作手法

1. 反射区位置：位于双脚脚掌自肾脏反射区至膀胱反射区之间，呈弧线状的一个区域，如图3—4所示。

2. 手法：以单食指扣拳法，由肾反射区向膀胱反射区按摩4～6次。要求力度均匀，不可滑脱。

3. 适应症：输尿管结石、发炎，输尿管狭窄，排尿困难，泌尿系统感染等。

（五）膀胱（见图3—29）

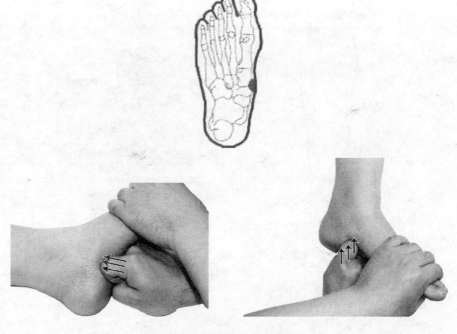

图3—29 膀胱反射区及操作手法

1. 反射区位置：位于内踝前下方双脚脚掌舟骨下方，姆展肌侧旁。

2. 手法：将足稍外展，内侧向上，以单食指扣拳法稍向内或外旋转约60°进行压刮3~5次，也可定点按压4~6次。

3. 适应症：肾、输尿管及膀胱结石、膀胱炎。

（六）尿道（见图3—30）

1. 反射区位置：位于双脚脚跟内侧，自膀胱反射区斜向上延伸至距骨与舟骨之间缝。

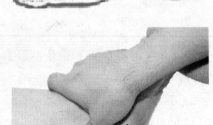

2. 手法：一手握脚，另一手以拇指推掌法自膀胱反射区斜向上按摩3~4次。

3. 适应症：尿道发炎、阴道炎、尿路感染、排尿困难、尿频、尿失禁、遗尿等。

二、足底反射区的定位、操作手法和适应症

（一）额窦（见图3—31）

1. 反射区位置：十个脚趾的趾端。右边额窦在左脚，左边额窦在右脚。

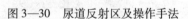

图3—30 尿道反射区及操作手法

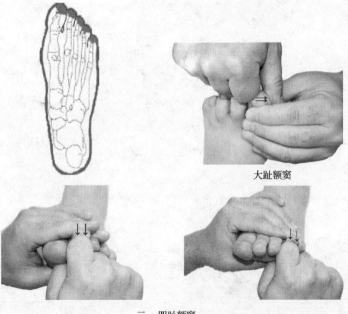

大趾额窦

二~四趾额窦

图3—31 额窦反射区及操作手法

2. 手法：以单食指扣拳法施力操作。其中，踇趾：自外侧向内侧按摩 3~4 次。二~四趾：从趾端向趾根方向按摩各 3~4 次。

3. 适应症：脑血管意外（中风后期），脑震荡，鼻窦炎，头痛，头晕，失眠，发烧及眼、耳、鼻、口腔等疾患。

（二）三叉神经（见图 3—32）

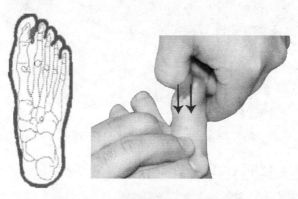

图 3—32　三叉神经反射区及操作手法

1. 反射区位置：位于双脚踇趾末节外侧上中段。右侧三叉神经的反射区在左脚，左侧三叉神经的反射区在右脚。

2. 手法：一手握脚，另一手以扣指法由趾端向趾根定点按压或压刮 3~4 次。

3. 适应症：偏头痛，颜面神经麻痹及神经痛，失眠，头面部及眼、耳、鼻的疾患。

（三）小脑及脑干（见图 3—33）

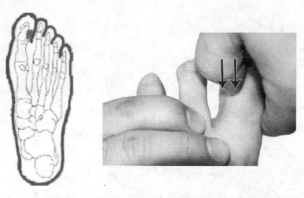

图 3—33　小脑及脑干反射区及操作手法

1. 反射区位置：位于双脚踇趾近节外侧。右半部小脑及脑干的反射区在左脚，左半部小脑及脑干的反射区在右脚。

2. 手法：一手握脚，另一手以扣指法向趾根方向定点按压或压刮3～4次。

3. 适应症：高血压、失眠、头晕、头痛等。

（四）颈项（见图3—34）

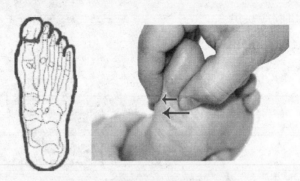

图3—34 颈项反射区及操作手法

1. 反射区位置：位于双脚蹋趾根部横纹处。右侧颈项的反射区在左脚，左侧颈项的反射区在右脚。

2. 手法：一手握脚，另一手以扣指法沿蹋趾根部，自外向内压推四到六次。

3. 适应症：颈部酸痛、颈部僵硬、颈部软组织损伤等颈部疾患及高血压、落枕等。

（五）颈椎（见图3—35）

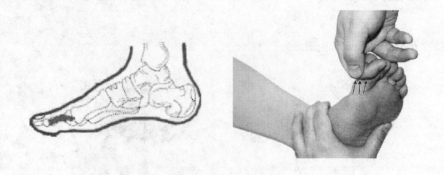

图3—35 颈椎反射区及操作手法

1. 反射区位置：位于双脚蹋趾的第一节趾骨内侧。

2. 手法：以双指钳法按压或压刮反射区，并向上提拉3～4次。

3. 适应症：颈项僵硬、颈项酸痛、各种颈椎病变（骨刺及因颈椎病引起手麻手痛等）。

（六）鼻（见图3—36）

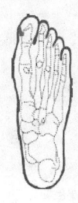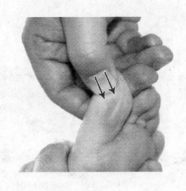

图3—36　鼻反射区及操作手法

1. 反射区位置：位于双脚跗趾趾骨末节内侧。右鼻的反射区在左脚上，左鼻的反射区在右脚上。

2. 手法：一手握脚，另一手以扣指法定点按压或压刮3～4次。

3. 适应症：鼻塞、流涕和急慢性鼻炎、鼻出血、过敏性鼻炎、鼻窦炎等鼻部疾患及上呼吸道感染。

（七）头部（大脑）（见图3—37）

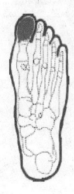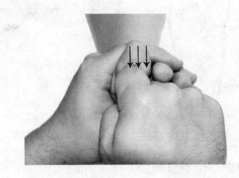

图3—37　头部（大脑）反射区及操作手法

1. 反射区位置：位于双脚跗趾趾腹全部。右半球大脑的反射区在左脚上，左半球大脑的反射区在右脚上。

2. 手法：以单食指扣拳法由跗趾趾端向根部定点按压或压刮3～4次。

3. 适应症：高血压、低血压、脑血管意外（中风后期）、头晕、头痛、失眠、神经衰弱。

（八）脑垂体（见图3—38）

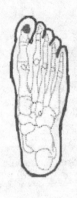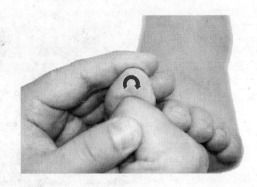

图3—38 脑垂体反射区及操作手法

1. 反射区位置：位于双脚踇趾趾腹的中央部位。

2. 手法：一手握脚，另一手以单食指扣拳法定点深入按压3～4次。

3. 适应症：内分泌失调，小儿发育不良、遗尿、更年期综合征等。

（九）甲状旁腺（见图3—39）

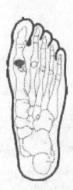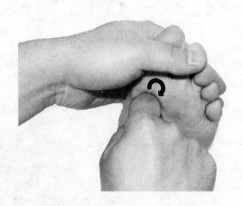

图3—39 甲状旁腺反射区及操作手法

1. 反射区位置：位于双脚脚掌第一跖趾关节处。

2. 手法：单食指扣拳法，以食指关节顶点卡入第一跖趾关节缝内按压3～4次；扣指法，用拇指指端扣入关节缝内按压3～4次；双指钳法，以一手握脚，另一手食指、中指弯曲成钳状夹住被施术的踇趾，以食指第二节指骨内侧固定于反射区位置，以拇指在其上加压，定点按压3～4次。

3. 适应症：筋骨酸痛、抽筋、手足麻痹或痉挛等由缺钙引起的症状，癫痫发作时的急救。

（十）甲状腺（见图3—40）

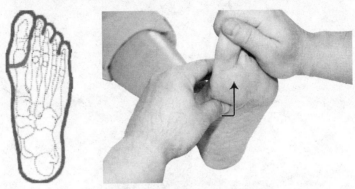

图3—40　甲状腺反射区及操作手法

1. 反射区位置：位于双脚脚底第一跖骨与第二跖骨之间，呈带状"L"型区域。

2. 手法：以拇指推掌法沿"L"型区域由内向外，由下向上压推3～4次，拐弯处为敏感点。

3. 适应症：甲状腺机能亢进或低下，甲状腺炎、甲状腺肿大及肥胖症等。

（十一）眼（见图3—41）

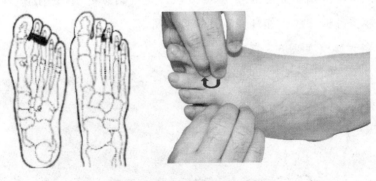

图3—41　眼反射区及操作手法

1. 反射区位置：位于双脚第二趾与第三趾根部（包括脚底和脚背两个位置）。右眼反射区在左脚上，左眼反射区在右脚上。

2. 手法：以单食指扣拳法定点按压5～6次，足背两点可用扣指法按揉3～4次。

3. 适应症：结膜炎、角膜炎、近视、远视、老花眼、青光眼、白内障等眼疾。

（十二）耳（见图3—42）

1. 反射区位置：位于双脚第四趾与第五趾根部（包括脚底和脚背两个位置）。右耳反射区在左脚上，左耳反射区在右脚上。

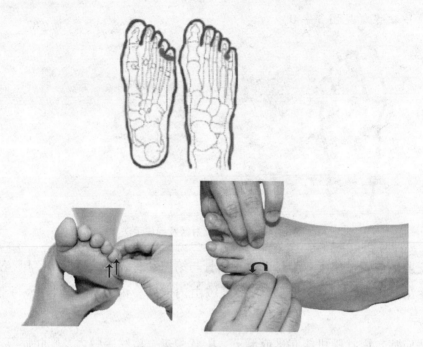

图 3—42　耳反射区及操作手法

2. 手法：单食指扣拳法定点按压 5～6 次，足背两点可用扣指法按揉 3～4 次。

3. 适应症：各种耳疾，如耳炎、耳鸣、重听等。

（十三）斜方肌（见图 3—43）

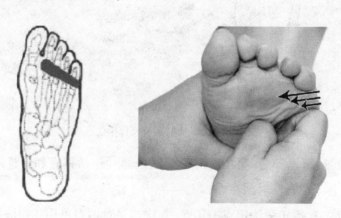

图 3—43　斜方肌反射区及操作手法

1. 反射区位置：位于双脚脚底，在眼、耳反射区下方，呈一横带状。

2. 手法：以单食指扣拳法自外向内压刮 4～5 次。

3. 适应症：颈部及肩背酸痛，手无力、手酸麻、落枕等。

（十四）肺及支气管（见图3—44）

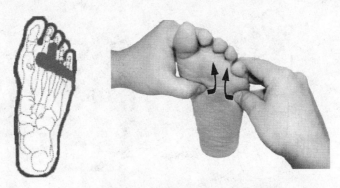

图3—44　肺及支气管反射区及操作手法

1. 反射区位置：肺反射区位于双脚斜方肌反射区下方（向脚跟方向）。自甲状腺反射区到肩反射区处约一横指宽的带状区域。支气管反射区自肺反射区中部向第三趾延伸区域。

2. 手法：双手拇指推掌法从脚内外侧向中央压推四至五次。对支气管反射区用拇指指腹向中趾压推。

3. 适应症：肺部及支气管疾患如肺炎、支气管炎、哮喘、肺气肿、胸闷等。

（十五）心（见图3—45）

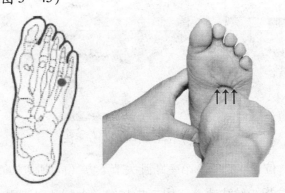

图3—45　心反射区及操作手法

1. 反射区位置：位于左脚脚掌第四跖骨与第五跖骨间，在肺的反射区下方（向脚跟方向）。

2. 手法：单食指扣拳法或扣指法，有轻、中、重三种不同力度的操作手法，以受术者接受为度。

3. 适应症：心绞痛、心律不齐、胸闷等。

（十六）脾（见图3—46）

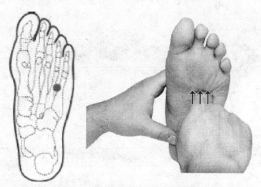

图3—46　脾反射区及操作手法

1. 反射区位置：位于左脚脚掌第四、五跖骨之间，心脏反射区下方（向脚跟方向）的二横指处。

2. 手法：以单食指扣拳法或扣指法，定点按压3～4次。

3. 适应症：贫血、皮肤病、食欲不振、消化不良、发烧、炎症等。

（十七）胃（见图3—47）

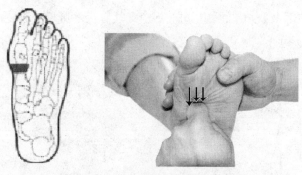

图3—47　胃反射区及操作手法

1. 反射区位置：位于双脚脚掌第一跖趾关节下方（向脚跟方向），约一横指宽。

2. 手法：以单食指扣拳法或食、中二指扣拳，由脚趾向脚跟方向定点按压或压推3～4次。

3. 适应症：恶心、呕吐、胃痛、胃胀、胃酸过多、消化不良、急慢性胃炎、胃下垂等。

（十八）胰（见图3—48）

1. 反射区位置：位于双脚脚掌内侧胃反射区与十二指肠反射区之间，第一跖骨体中部。

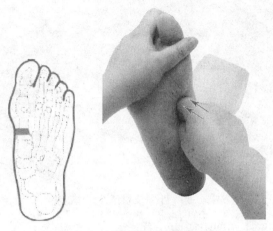

图3—48 胰反射区及操作手法

2. 手法：以单食指扣拳法，由脚趾向脚跟方向定点按压或压推3~4次。

3. 适应症：糖尿病、胰腺炎等。

（十九）十二指肠（见图3—49）

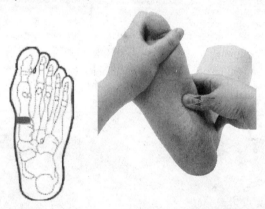

图3—49 十二指肠反射区及操作手法

1. 反射区位置：位于双脚脚掌第一跖骨与楔骨关节之间，胃及胰脏反射区的下方（向脚跟方向）。

2. 手法：以单食指扣拳法或拇指推掌法，由脚趾向脚跟方向定点按压或压推3~4次。

3. 适应症：腹胀、消化不良、十二指肠溃疡、食欲不振等。

（二十）小肠（见图3—50）

1. 反射区位置：位于双脚脚掌中部凹入区域，被升结肠、横结肠、降结肠、乙状结肠及直肠等反射区所包围。

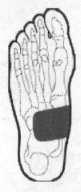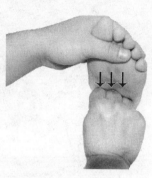

图3—50 小肠反射区及操作手法

2. 手法：以双指拳法，四指弯曲，自上而下（向脚跟方向）压刮4～5次。

3. 适应症：胃肠胀气、腹泻、腹痛、急慢性肠炎等。

（二十一）横结肠（见图3—51）

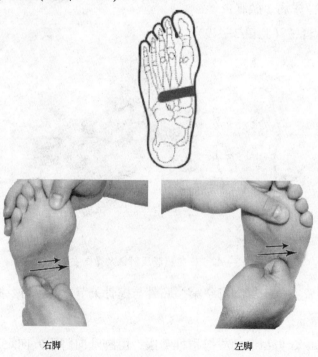

右脚　　　　　　　　　　左脚

图3—51 横结肠反射区及操作手法

1. 反射区位置：位于双脚脚掌中间，在第一到第五跖骨底与楔骨、骰骨之间，横越脚掌呈横带状区域。

2. 手法：以单食指扣拳法，按带状走向进行压刮，其中左脚由内侧向外侧按摩，右脚由外侧向内侧按摩3～4次。

3．适应症：腹泻、腹痛、肠炎等。

（二十二）降结肠（见图3—52）

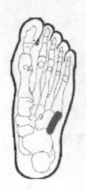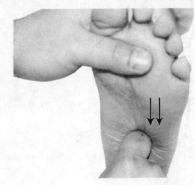

图3—52 降结肠（左脚）反射区及操作手法

1．反射区位置：位于左脚脚掌中部，沿脚外侧骰骨外缘下行至跟骨外侧前缘，与脚外侧线平行呈竖条状。

2．手法：以单食指扣拳法，自上而下（向脚跟方向）压刮3～4次。

3．适应症：消化系统疾患如腹泻、腹痛、肠炎等。

（二十三）乙状结肠及直肠（见图3—53）

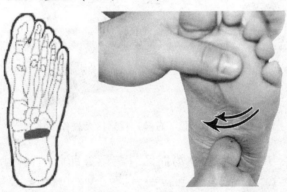

图3—53 乙状结肠及直肠（左脚）反射区及操作手法

1．反射区位置：位于左脚脚掌跟骨前缘，呈横带状。

2．手法：以单食指扣拳法，由外侧向内侧压刮3～4次。

3．适应症：乙状结肠及直肠炎症、息肉、便秘等。

（二十四）肛门（见图3—54）

1．反射区位置：位于左脚脚掌跟骨前缘乙状结肠及直肠反射区的末端，与膀胱反射区相邻。

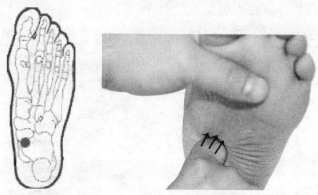

图3—54 肛门反射区及操作手法

2. 手法：以单食指扣拳法，定点按压3~4次。

3. 适应症：便秘、痔疮等。

（二十五）肝（见图3—55）

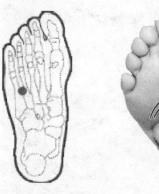
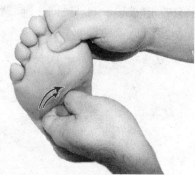

图3—55 肝（右脚）反射区及操作手法

1. 反射区位置：位于右脚脚掌第四跖骨与第五跖骨间，在肺反射区的下方（脚跟方向）。

2. 手法：单食指扣拳法，自外向内压刮3~4次。

3. 适应症：肝炎、肝肿大、肝脏功能失调等。

（二十六）胆囊（见图3—56）

1. 反射区位置：位于右脚脚掌第三跖骨与第四跖骨间，在肺反射区下方（向脚跟方向），肝脏反射区之内。

2. 手法：以单食指扣拳法，定点向深部按压3~4次。

3. 适应症：胆结石、黄疸病、胆囊炎等。

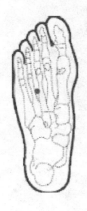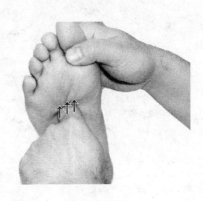

图3—56 胆囊（右脚）反射区及操作手法

（二十七）盲肠（阑尾）（见图3—57）

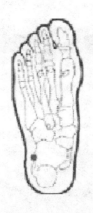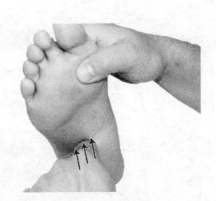

图3—57 盲肠（阑尾）（右脚）反射区及操作手法

1. 反射区位置：位于右脚脚掌跟骨前缘靠近外侧，与小肠及升结肠的反射区连接。

2. 手法：以单食指扣拳法，定点按压3～4次。

3. 适应症：腹胀、阑尾炎慢性期。

（二十八）回盲瓣（见图3—58）

1. 反射区位置：位于右脚脚掌跟骨前缘靠近外侧，在盲肠反射区的前方（向脚趾方向）。

2. 手法：单食指扣拳法，定点按压3～4次。

3. 适应症：腹胀、阑尾炎慢性期。

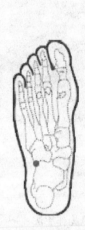
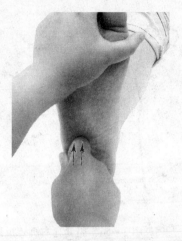

图3—58　回盲瓣（右脚）反射区及操作手法

（二十九）升结肠（见图3—59）

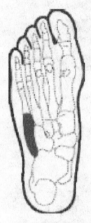
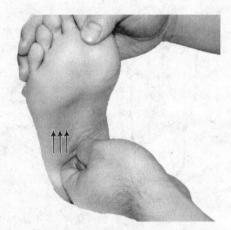

图3—59　升结肠（右脚）反射区及操作手法

1. 反射区位置：位于右脚脚掌小肠反射区外侧与脚外侧平行的带状区域。从跟骨前缘、骰骨外侧上行至第五跖骨底部。

2. 手法：单食指扣拳法，自下向上（脚趾方向）压刮3～4次。

3. 适应症：腹泻、腹痛、肠炎、便秘等。

（三十）生殖腺（见图3—60）

1. 反射区位置：位于双脚脚掌足跟中央处。

2. 手法：以单食指扣拳法，定点按压3～4次。

3. 适应症：性功能低下，月经不调、痛经、更年期综合征等。

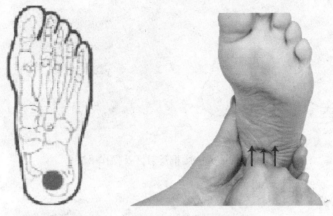

图3—60 生殖腺反射区及操作手法

三、足内侧反射区的定位、操作手法和适应症

（一）胸椎（见图3—61）

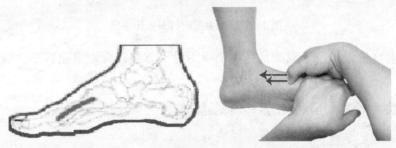

图3—61 胸椎反射区及操作手法

1. 反射区位置：位于双脚足弓内侧缘，从第一跖趾关节到楔骨。

2. 手法：推掌加压法，以一手的拇指指腹施力，沿着足弓内侧缘从脚趾向脚跟方向压推3～4次。

3. 适应症：肩背酸痛、胸椎骨刺、胸椎小关节紊乱。

（二）腰椎（见图3—62）

1. 反射区位置：位于双脚足弓内侧缘楔骨至舟骨下方，上接胸椎反射区下连骶骨反射区。

2. 手法：推掌加压法，以一手的拇指指腹施力，沿足弓内侧缘从脚趾向脚跟方向压推3～4次。

3. 适应症：腰背酸痛、腰椎间盘突出、骨刺、腰椎其他疾患。

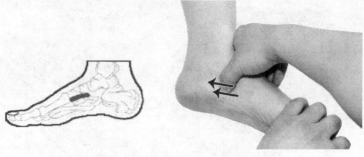

图3—62　腰椎反射区及操作手法

（三）骶骨（见图3—63）

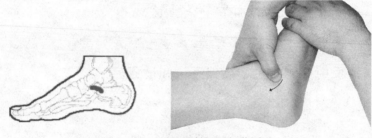

图3—63　骶骨反射区及操作手法

1. 反射区位置：位于双脚足弓内侧缘距骨下方到跟骨，前接腰椎反射区，后连尾骨反射区。

2. 手法：推掌加压法，沿足弓内侧缘向脚跟方向压推3～4次。

3. 适应症：骶骨骨刺、坐骨神经痛等。

（四）尾骨内侧（见图3—64）

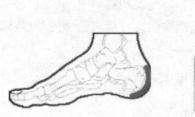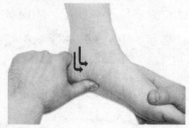

图3—64　尾骨内侧反射区及操作手法

1. 反射区位置：位于双脚脚掌内侧，沿跟骨结节后方内侧的带状区域。

2. 手法：用单食指钩拳法，沿脚后跟自上而下压刮足跟部内侧，再沿着足跟内侧缘向脚趾方向压刮3～4次。

3. 适应症：坐骨神经痛、尾骨受伤后遗症。

（五）前列腺或子宫（见图3—65）

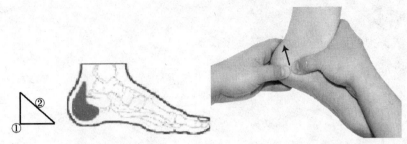

图3—65　前列腺（男性）或子宫（女性）反射区及操作手法

1. 反射区位置：位于脚跟骨内侧，踝骨后下方的三角形区域。前列腺或子宫的敏感点（①）在三角形直角顶点附近，子宫颈的敏感点（②）在三角形斜边的上段，尿道及阴道反射区尽头处。

2. 手法：单食指钩拳法压刮3~4次，或拇指推掌法压推3~4次。

3. 适应症

（1）男性：前列腺肥大、前列腺炎、尿频、排尿困难、尿血、尿道疼痛；性功能低下、不孕症；

（2）女性：子宫肌瘤、痛经、月经不调、子宫下垂、性功能低下、不孕症、月经不调、痛经、更年期综合征。

（六）肋骨（见图3—66）

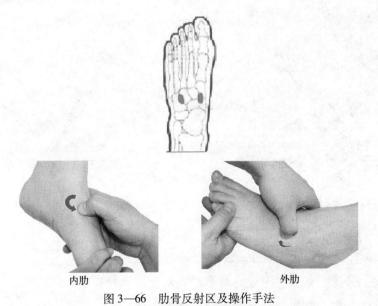

内肋　　　　　　　　　　　外肋

图3—66　肋骨反射区及操作手法

1. 反射区位置：内侧肋骨反射区位于双脚脚背内侧楔骨与舟骨间，外侧肋骨反射区在骰骨和距骨间。

2. 手法：捏指法，在反射区定点按揉 3~4 次。

3. 适应症：胸闷、岔气、肋膜炎。

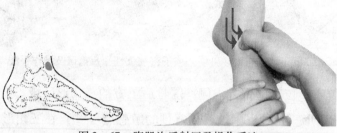

图 3—67　腹股沟反射区及操作手法

（七）腹股沟（见图 3—67）

1. 反射区位置：位于内踝尖前方二横指，胫骨内侧凹陷处。

2. 手法：捏指法，定点按摩 3~4 次。

3. 适应症：生殖系统疾患、疝气。

（八）下身淋巴结（见图 3—68）

1. 反射区位置：位于双脚内侧脚踝骨前，由距骨、内踝构成的凹陷部位，胫骨前肌肌腱内侧凹陷。

2. 手法：捏指法，定点按摩 3~4 次。

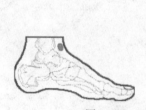
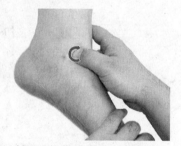

图 3—68　下身淋巴结反射区及操作手法

3. 适应症：各种炎症、发烧、囊肿、肌瘤、蜂窝组织炎、增强免疫能力。

（九）髋关节（内侧）（见图 3—69）

1. 反射区位置：双脚内踝下缘。

2. 手法：拇指推掌法，沿着内踝下缘，由前向后推按 3~5 次。

3. 适应症：髋关节痛、坐骨神经痛、腰背痛等。

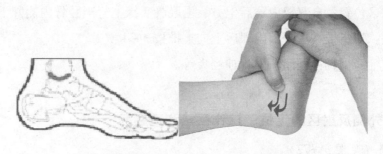

图 3—69　髋关节（内侧）反射区及操作手法

（十）直肠及肛门（见图 3—70）

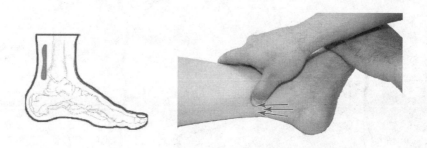

图 3—70　直肠及肛门反射区及操作手法

1. 反射区位置：位于胫骨内侧后方，从内踝骨后方向上延伸四横指的带状区域。

2. 手法：一手握脚，另一手以拇指推掌法自踝骨后方自下向上推按约 3~5 次。

3. 适应症：痔疮、便秘、直肠炎症等。

（十一）坐骨神经（内侧）（见图 3—71）

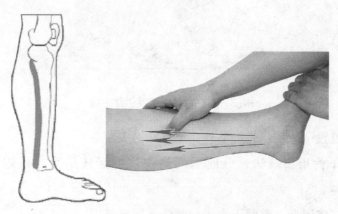

图 3—71　坐骨神经（内侧）反射区及操作手法

1. 反射区位置：自双腿内踝后上方，沿胫骨后缘上行至胫骨内侧髁下。

2. 手法：拇指推掌法，由内踝后上向上推按 3~4 次。

3. 适应症：坐骨神经痛、坐骨神经炎等。

四、足外侧反射区的定位、操作手法和适应症

（一）肩（见图 3—72）

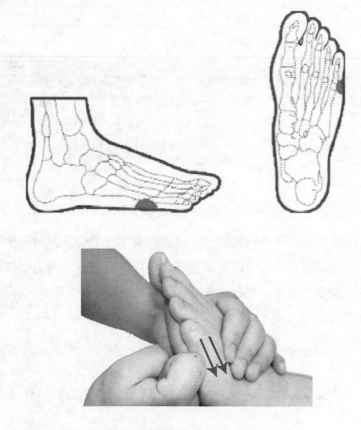

图 3—72 肩反射区及操作手法

1. 反射区位置：位于双脚脚掌外侧第五跖趾关节处。

2. 手法：单食指扣拳法，分前后两侧在反射区从足趾向足跟方向压刮 3~4 次。

3. 适应症：肩周炎、手臂无力、肩酸痛、手麻等。

（二）肘（见图3—73）

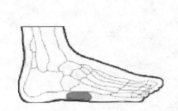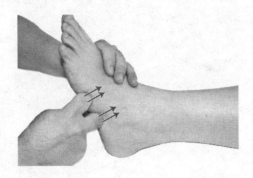

图3—73　肘反射区及操作手法

1．反射区位置：位于双脚外侧第五跖骨粗隆凸起的上、下两侧。

2．手法：一手持脚，另一手以双指拳法以食指中指第一指间关节或第二指骨体背侧点压按摩3～4次。

3．适应症：肘关节受伤、肘关节酸痛、肘关节炎。

（三）膝（见图3—74）

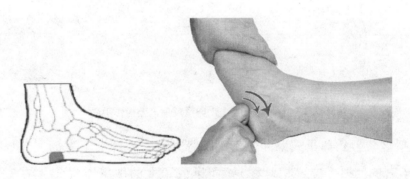

图3—74　膝反射区及操作手法

1．反射区位置：位于双脚外侧骰骨与跟骨前缘所形成的凹陷处。

2．手法：以单食指扣拳法或双指拳法，沿反射区进行半月形压刮3～4次。

3．适应症：膝关节炎、膝关节痛等。

（四）尾骨外侧（见图3—75）

1．反射区位置：位于双脚脚掌外侧，沿跟骨结节后方外侧的带状区域。

2．手法：以单食指钩拳法，沿脚后跟自上而下刮压至足跟部外侧，再沿着足跟外侧缘向脚趾方向压刮止于膝反射区，反复3~4次。

3. 适应症：坐骨神经痛、尾骨受伤后遗症。

（五）睾丸（或）卵巢（见图3—76）

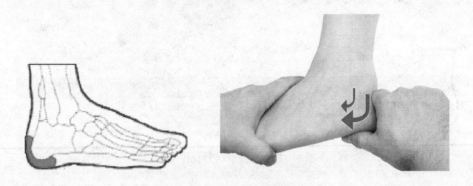

图3—75　尾骨（外侧）反射区及操作手法

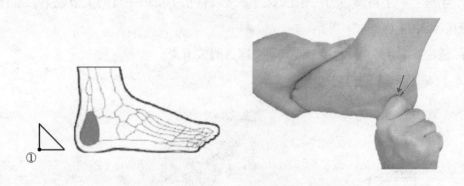

图3—76　睾丸（或）卵巢反射区及操作手法

1. 反射区位置：卵巢或睾丸位于脚跟骨外侧，外踝后下方的三角形区域（与前列腺或子宫的反射区位置相对称），卵巢或睾丸的敏感点（①）在三角形直角顶点附近。

2. 手法：单食指钩拳法或拇指推掌法，压刮3~4次。

3. 适应症

（1）男性：前列腺肥大、前列腺炎、尿频、排尿困难、尿血、尿道疼痛、性功能低下、不孕症。

（2）女性：子宫肌瘤、痛经、月经不调、子宫下垂、性功能低下、不孕症、月经不调、痛经、更年期综合征。

（六）上身淋巴结（见图3—77）

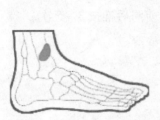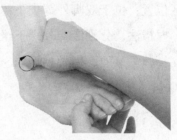

图3—77　上身淋巴结反射区及操作手法

1．反射区位置：上身淋巴腺位于双脚外踝前，由距骨、外踝构成的凹陷部位，趾长伸肌肌腱外侧。

2．手法：以一手持脚，另一手扣指法或单食指扣拳法定点按压3～4次。

3．适应症：各种炎症、发烧、囊肿、肌瘤、蜂窝组织炎、增强免疫能力。

（七）肩胛骨（见图3—78）

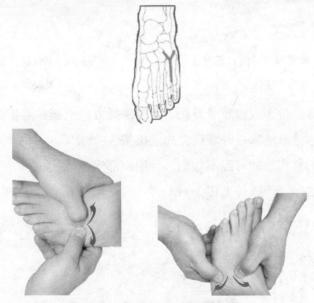

图3—78　肩胛骨反射区及操作手法

1．反射区位置：位于双脚脚背沿第四跖骨与第五跖骨之间延伸到骰骨的"Y"状区域。

2．手法：用双手拇指推掌法沿脚趾向脚背方向推按至骰骨处后，再向左右分开。

3．适应症：肩背酸痛、肩关节活动障碍、肩周炎等。

（八）髋关节（外侧）（见图3—79）

1. 反射区位置：位于双脚外踝尖下缘。

2. 手法：捏指法，分别沿着外踝下缘，由前向后推按3～5次。

3. 适应症：髋关节痛、坐骨神经痛、腰背痛等。

（九）下腹部（见图3—80）

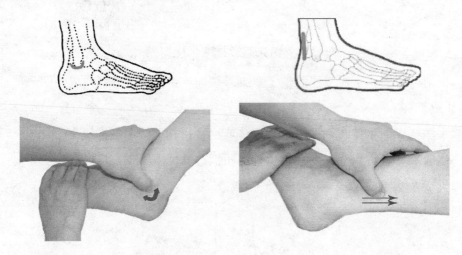

图3—79　髋关节（外侧）反射区　　　　图3—80　下腹部反射区
　　　　　及操作手法　　　　　　　　　　　　及操作手法

1. 反射区位置：位于双脚腓骨外侧，自外踝后方向上延伸四横指的带状区域。

2. 手法：拇指推掌法，自外踝后方向上推按3～5次。

3. 适应症：妇科疾患如月经不规则、经期腹部疼痛等。

（十）坐骨神经（外侧）（见图3—81）

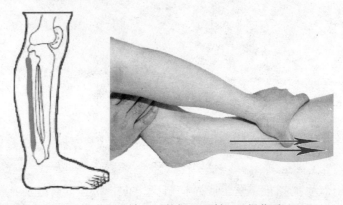

图3—81　坐骨神经（外侧）反射区及操作手法

1. 反射区位置：双腿自外踝前沿腓骨前侧至腓骨小头。

2. 手法：以拇指推掌法，由外踝前向上推按3～4次。

3. 适应症：坐骨神经痛、坐骨神经炎等。

五、足背反射区的定位、操作手法和适应症

（一）上颌（见图3—82）

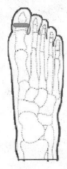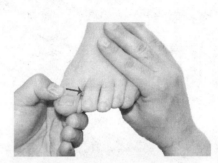

图3—82 上颌反射区及操作手法

1. 反射区位置：位于双脚脚背姆趾趾间关节横纹上方（脚趾方向）的一条横带状区域。

2. 手法：以扣指法由内向外压推3～4次。

3. 适应症：牙痛、口腔发炎、牙周病、牙龈炎、味觉障碍、打鼾等。

（二）下颌（见图3—83）

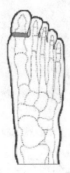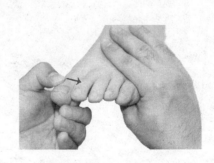

图3—83 下颌反射区及操作手法

1. 反射区位置：位于双脚脚背姆趾趾间关节横纹下方（脚跟方向）的一条横带状区域。

2. 手法：扣指法，由内向外压推3～4次。

3. 适应症：牙痛、口腔发炎，牙周病，牙龈炎，味觉障碍，打鼾等。

（三）扁桃腺（见图3—84）

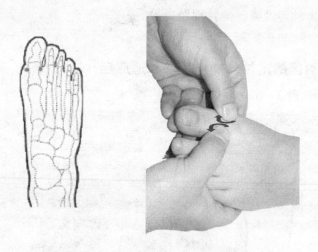

图3—84　扁桃腺反射区及操作手法

1. 反射区位置：位于双脚脚背拇趾近节上，肌腱的左右两边。

2. 手法：以扣指法，定点按摩3～5次。

3. 适应症：上呼吸道感染、扁桃腺炎症（扁桃腺肿胀、化脓、肥大等）。

（四）胸部淋巴腺（见图3—85）

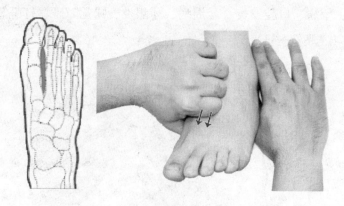

图3—85　胸部淋巴腺反射区及操作手法

1. 反射区位置：位于双脚脚背第一跖骨及第二跖骨之间的间缝处。

2. 手法：以单食指钩拳法沿骨缝向脚尖方向压刮3～4次。

3. 适应症：各种炎症、发烧、囊肿、增强免疫能力。

（五）喉与气管（见图3—86）

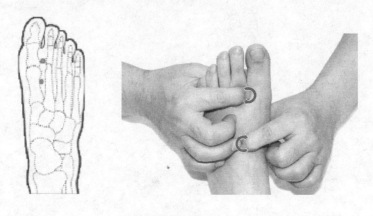

图3—86　喉与气管反射区及操作手法

1. 反射区位置：喉反射区位于双脚脚背第一跖趾关节的后方，气管反射区位于第一、第二跖骨底结合处的前方凹陷中。

2. 手法：以扣指法3～4次。

3. 适应症：咽炎、喉痛、咳嗽、气喘、气管炎、上呼吸道感染、食道疾患、支气管疾患。

（六）内耳迷路（见图3—87）

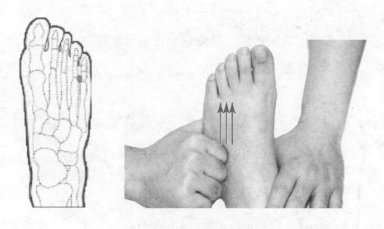

图3—87　内耳迷路反射区及操作手法

1. 反射区位置：位于双脚脚背第四跖骨和第五跖骨之间骨缝的凹陷处。

2. 手法：以单食指钩拳法，沿骨缝向脚趾尖方向压刮3～4次。

3. 适应症：头晕、眼花、晕车、晕船、高血压、低血压、耳鸣、平衡障碍、昏迷等。

（七）胸部及乳房（见图3—88）

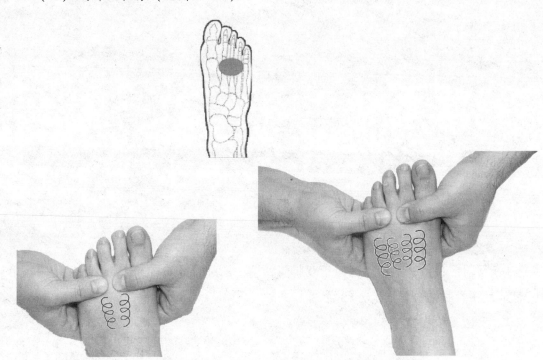

图3—88　胸部及乳房反射区及操作手法

1. 反射区位置：位于双脚脚背第二、三、四跖骨背侧所形成的带状区域。

2. 手法：以双手拇指推掌法由脚趾向下推按3～4次。

3. 适应症：乳腺炎、乳腺增生、乳腺癌、食道疾患等。

（八）膈（横膈膜）（见图3—89）

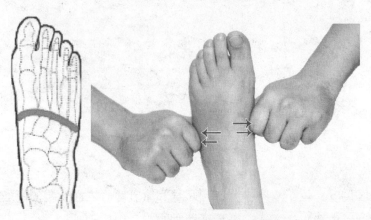

图3—89　膈（横膈膜）反射区及操作手法

1. 反射区位置：位于双脚脚背跖骨底、楔骨、骰骨之间的关节处，横跨脚背形成带状区域。

2. 手法：拇食指扣拳法，自脚背中央向侧刮按3～4次。

3. 适应症：打嗝、腹胀、腹痛、恶心、呕吐、膈肌痉挛等。

（九）解溪（见图3—90）

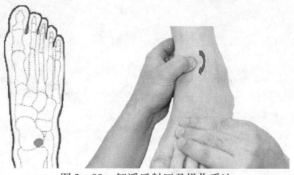

图3—90　解溪反射区及操作手法

1. 反射区位置：内外踝连线的中点。

2. 手法：以一手持脚，另一手扣指法或拇指推掌法定点按摩3～4次。

3. 适应症：气管炎、痰多、气喘等。

六、特殊反射区的定位、操作手法和适应症

（一）降压点（见图3—91）

1. 反射区位置：在足底、大趾横纹中间及下方。

2. 手法：单食指扣拳法向下压刮3～4次。

3. 适应症：高血压。

（二）头痛点（见图3—92）

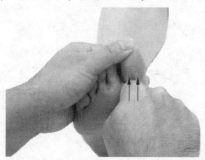
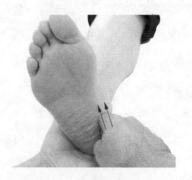

图3—91　降压点及操作手法　　　　图3—92　头痛点及操作手法

1. 反射区位置：在足底，膀胱反射区的下方。

2. 手法：单食指扣拳法定点按揉 3～4 次。

3. 适应症：外感及内伤头痛。

（三）腹痛点（见图 3—93）

1. 反射区位置：在足底，胃反射区到十二指肠反射区之间的敏感处。

2. 手法：单食指扣拳法，由上向下找到敏感处后进行定点按压。

3. 适应症：急性胃肠炎、腹泻、腹痛。

（四）腰背经线（见图 3—94）

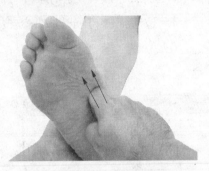

图 3—93　腹痛点及操作手法

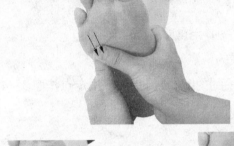

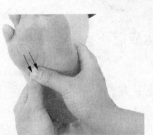
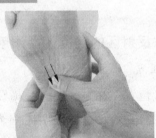

图 3—94　腰背经线及操作手法

1. 反射区位置：足底外侧边缘。

2. 手法：单食指扣拳法或双指拳法或双拇指扣掌法进行压推 3～4 次。

3. 适应症：腰背部伤筋、神经系统疾病。

（五）感冒点（见图 3—95）

1. 反射区位置：在足底、跟骨的外前方。

2. 手法：单食指扣拳法定点按揉 3～4 次。

3. 适应症：感冒。

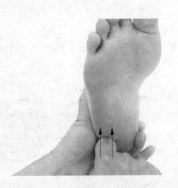

图 3—95　感冒点及操作手法

（六）止泻点（见图3—96）

1. 反射区位置：在足底、足跟的后缘。

2. 手法：单食指扣拳法压刮3～4次。

3. 适应症：腹泻。

（七）肩前、肩后点（见图3—97）

1. 反射区位置：在足外侧、肩关节的上方和

下方。

2. 手法：单食指扣拳法或单食指钩拳法由上向

下压刮或揉3～4次。

3. 适应症：肩周炎、肩部伤筋。

（八）失眠点（见图3—98）

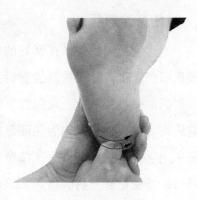

图3—96　止泻点及操作手法

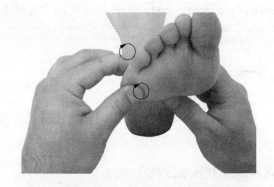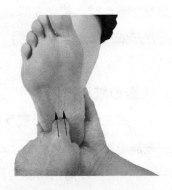

图3—97　肩前、肩后点及操作手法　　　图3—98　失眠点及操作手法

1. 反射区位置：在足底、生殖腺反射区的上方。

2. 手法：单食指扣拳法定点按揉3～4次。

3. 适应症：失眠。

第三节　足部反射区按摩的操作套路

本节任务

学习足部反射区按摩的手法操作套路。

目标要求

掌握足部反射区按摩的手法操作套路。

任务的理解

为达到足部反射区按摩好的作用效果，在对足部反射区操作的时候，要按一定的操作顺序进行，如在按摩的前后为达到排泄人体毒素的目的，需要加强人体泌尿系统反射区的操作，即肾、输尿管、膀胱、尿道这四个反射区需要在每只脚反射区按摩的前后均要进行操作。如为保证足部反射区按摩的安全，减少受术者在被按摩过程中出现不适症，会在足部反射区按摩之前先用不同手法检查心脏反射区，以判断受术者是否可以接受足部反射区按摩。因此，足部反射区按摩有一定的操作反射区，一般是按照先左脚后右脚的顺序进行，每只脚的操作顺序是足底部、足内侧、足外侧、足背部程序依次操作。

课程内容

足部按摩操作时，按先左脚后右脚的顺序进行，操作顺序为足底部、足内侧、足外侧、足背部依次操作。

一、检查心脏反射区

轻、中、重三种力度在心脏反射区定点按压3~5次，用于检查心脏功能并确定全足保健的施加力度。

（一）轻手法：以拇指指腹自脚跟向脚趾方向推按。

（二）中手法：以食指第二指节背面向脚趾方向推按。

（三）重手法：以一手持脚，另一手半握拳，食指弯曲，以食指第一指间关节顶点施力，由脚跟向脚趾方向按摩3~4次。

二、基本反射区按摩操作顺序

（一）用握足扣指法定点按压肾上腺反射区5次。

（二）用单食指扣拳法呈左右弧形刮压腹腔神经丛反射区5次。

（三）用握足扣指法向下刮压肾反射区5次。

（四）单食指扣拳在输尿管反射区由肾区向膀胱反射区单方向推按5次。

（五）单食指扣拳在膀胱反射区略呈弧形刮压5次。

（六）用拇指指腹在尿道反射区自膀胱反射区向内踝方向推按5次。

三、足底一般反射区按摩操作顺序

（一）单食指扣拳在踇趾额窦反射区由内向外推压5~7次，其余四指额窦反射区由前向后推压5~7次。

（二）一手持脚，另一手用扣指法拇指指端施力，在三叉神经反射区由指端向指根方向推压5~7次。

（三）用拇指指腹或单食指扣拳法在小脑、脑干反射区定点按压，再由前向后推压5~7次。

（四）用扣指法沿踇趾指根颈项反射区由外向内推压5~7次。

（五）用双指钳法以食指中节按压颈椎反射区，并向指端方向提拉5~7次。

（六）用扣指法压住鼻反射区痛点由足跟端向足趾端推压5~7次。

（七）用拇指指腹或单食指扣拳法在大脑反射区由趾端向趾根方向压刮5~7次。

（八）以食指关节按住脑垂体反射区，可用另一手拇指压住食指近节桡侧，手腕轻轻抬起以加强点压反射区的力度，反复5~7次。

（九）以单食指扣拳法或扣指法在甲状旁腺反射区处点压5~7次。

（十）拇指桡侧在甲状旁腺反射区由足跟向足趾方向推压5~7次，拐弯处为敏感点，可改用单食指扣拳法点按。

（十一）用单食指扣拳或捏指法在眼、耳反射区（五点六面）的每点按压3~5次，每面由趾端向趾根方向垂直推按3~5次。

（十二）用单食指扣拳法在斜方肌反射区由外向内压刮5~7次。

（十三）用单食指扣拳法在肺支气管反射区由外向内压刮5~7次，并向中趾推按3~5次。

（十四）用单食指扣拳法在心脏反射区由足跟端向足趾端压刮5~7次（左足）。

（十五）用单食指扣拳法在肝脏反射区由外端向内施力压刮5~7次（右足）。

（十六）用单食指扣拳法在胆囊反射区定点向下压刮5~7次（右足）。

（十七）用单食指扣拳法在脾反射区向足跟方向按压5~7次（左足）。

（十八）用单食指扣拳法在胃、胰、十二指肠反射区由脚趾向足跟方向压刮5~7次，可以将三个反射区作为一组反射区一次操作完成。

（十九）用双指拳法，4指弯曲，在小肠反射区由足趾端向足跟端压刮5~7次。

（二十）用单食指扣拳法或拇指推掌法在横结肠、降结肠、乙状结肠及直肠反射区按反射区走向压刮 5～7 次（左足）。

（二十一）用单食指扣拳法或拇指指腹在升结肠、横结肠反射区按反射区走向压刮 5～7 次（右足）。

（二十二）用单食指扣拳法在肛门反射区定点按压 5～7 次。操作中可以将横结肠、降结肠、乙状结肠及直肠、肛门几个反射区作为一组反射区一次操作完成（左足）。

（二十三）用单食指扣拳法在盲肠及阑尾、回盲瓣反射区定点按压 5～7 次（右足）。

（二十四）用单食指扣拳法在生殖腺反射区定点按压 5～7 次。

四、足内侧一般反射区按摩操作顺序

（一）以拇指推掌法重复按摩颈椎反射区。

（二）用推掌加压法在胸椎、腰椎、骶椎、尾骨反射区由足趾端向足跟推压 5～7 次。操作中可将胸椎、腰椎、骶椎、尾骨反射区可作为一组反射区一次操作完成。

（三）用单食指钩拳法在内尾骨反射区由跟腱向足跟刮压，在足跟拐弯处稍停顿，再由足跟向足掌方向刮压，重复 5～7 次。

（四）用拇指推掌法或双拇指扣掌法在前列腺、子宫反射区自足跟向近心端压推 5～7 次。

（五）用捏指法在内肋骨反射区拇指指腹施力定点按揉 5～7 次。

（六）用捏指法在腹股沟反射区定点按压 5～7 次。

（七）用捏指法或单食指扣拳法在下身淋巴反射区点揉或按压 5～7 次，以受术者感到酸胀为度。

（八）用捏指法在髋关节反射区围绕内踝由前往后压推 5～7 次。

（九）用拇指推掌法在直肠、肛门反射区自内踝后方向上推按 5～7 次。

（十）用拇指推掌法在内侧坐骨神经反射区从远心端向近心端压推 5～7 次。

五、足外侧一般反射区按摩操作顺序

（一）单食指扣拳法在肩关节反射区由足趾向足跟方向各压刮 3～5 次。

（二）用双指拳法在肘关节反射区点压 5～7 次。

（三）单食指扣拳法或双指拳法在膝关节反射区定点按压或环绕反射区呈半月形压刮5～7次。

（四）单食指钩拳法在外尾骨反射区，先自跟腱处由上向下压刮至足跟外侧，再沿足跟外侧缘向脚趾方向压刮，重复3～5次。

（五）用单食指钩拳法在睾丸（卵巢）反射区向足底方向压刮5～7次。

（六）用双拇指扣掌法在肩胛骨反射区沿足趾向推压5～7次。

（七）用扣指法在外肋骨反射区定点按揉5～7次。

（八）单食指扣拳法或单食指钩拳法在上身淋巴腺反射区轻轻按压，以受术者感酸胀感为度，反复5～7次。

（九）用捏指法在外侧髋关节反射区沿外踝下缘由前往后压推5～7次。

（十）用拇指推掌法或双拇指扣掌法在下腹部反射区，自外踝后方向上推压5～7次。

（十一）用拇指推掌法或推掌加压法在外侧坐骨神经反射区从足跟向近心端缓慢压推5～7次。

六、足背一般反射区按摩操作顺序

（一）用扣指法在上下颌反射区由内向外或由外向内压推5～7次。

（二）用双手的拇指扣指法在扁桃腺反射区两侧向趾根方向压推5～7次。

（三）用单食指钩拳法在胸部淋巴腺反射区，由近心端向足趾方向提拉5～7次。

（四）用单食指钩拳法在喉与气管反射区定点按揉5～7次。

（五）用单食指钩拳法在内耳迷路反射区向足趾方向压推5～7次。

（六）用双手拇指推掌法在胸部及乳房反射区由足趾向足跟方向推压5～7次。

（七）用拇食指扣拳法在横膈膜反射区由中心向两侧压刮5～7次。

（八）用单食指扣拳法在上身淋巴腺定点点揉3～5次，以受术者感到酸胀为度。

（九）用拇指推掌法在解溪穴定点按揉5～7次。

七、重复基本反射区操作

重复按摩肾上腺、腹腔神经丛、肾、输尿管、膀胱、尿道6个基本反射区。

第四节　按摩放松与按摩后的整理

本节任务

对顾客足部及小腿进行按摩放松及其相关操作。

目标要求

1. 掌握足部及小腿的梳理放松手法，能灵活恰当地将搓、擦、推、拿、拨、揉等各种基础手法穿插运用于足部按摩的过程中；

2. 能在按摩后为顾客进行足部热敷；

3. 能为顾客擦净足部的按摩膏（油）；

4. 做到足部反射区按摩结束后将所用用品归还原位，整理好足疗沙发。

任务的理解

按摩放松是在为顾客按摩各反射区的过程中以及在对全部反射区按摩之后，运用各种常规按摩手法进行的梳理工作，其目的是疏通下肢经脉，畅通血液循环，增强足部按摩的效果及舒适感。

整理是在按摩结束后进行的一系列收尾工作，包括为顾客擦拭的按摩膏（油），对顾客足部进行热敷以及对所用物品的整理。这些细节往往体现一名按摩师的职业素养，是必须养成的良好职业习惯。

课程内容

一、各反射区按摩过程中穿插的放松手法

在按摩的过程中要随时穿插搓、擦、推、捋等摩擦类手法，这样一方面能缓解按摩反射区时的酸胀感，另一方面能保持顾客足部温度，以达到好的按摩效果。

（一）足趾部的放松手法

按摩足趾部各反射区时可穿插以下手法：

1. 推足趾：双手拇指交替由趾跟向趾端依次推五个脚趾底面，手法要轻快灵巧。

2. 捋足趾：一手握持足内侧中部，另一手虎口张开，拇指固定于大趾根部内侧，

其余四指由外向内依次捋五个脚趾的顶部（操作时要避免被顾客趾甲划伤）。

3. 搓足趾：双手食指分别置于顾客第一、第二与第四、第五脚趾缝内，前后交替快速搓动。

4. 拔足趾：以食、中指依次钳住五个脚趾做提拉拔伸，使之发生清脆的弹响声（操作此法时要小心被顾客趾甲划伤手部皮肤）。

（二）足底部的放松手法

在按摩足底部各反射区时可穿插以下手法：

1. 推抹足底：术者以两手拇指指腹置于足底两侧，相向用力往返推抹，自足趾根部至足根循序操作，用力使之产生温热感。

2. 旋推足底：术者以两手拇指指腹置于足底两侧，相对用力反推"人"字，双手协调用力均匀。

3. 拳刮足底：术者握拳，以食、中、无名指的近节指间关节着力往返压刮足底面。

4. 叩击足跟：术者一手托足跟，另一手握空拳，以小鱼际部叩击顾客足跟处。

（三）全部反射区按摩后的放松手法

1. 运推梳理足阴阳：术者双手掌着力，指尖相对，指尖向上，分别置于受术者小腿外侧，同时自足踝向上抚推，至膝关节下方转腕，自膝向下沿小腿内侧推捋至足踝，往返操作，重复3~5次。

2. 握推拿揉腓肠肌：术者一手握受术者足踝部，使其微屈膝屈髋，另一手自上而下拿揉腓肠肌内侧2~3次，然后双手交换拿揉腓肠肌外侧2~3次。

3. 大关节运动放松：主要是对踝关节的运动。术者一手握住受术者足掌前部，另一手托足跟，双手协同使踝关节做屈伸和顺、逆时针旋转，幅度由小到大，然后双手交替向相反方向侧向扳压足踝，重复3~5次。

4. 小关节运动放松：主要是对跖趾关节、趾间关节的屈伸活动。术者以一手握受术者足内侧，另一手以掌心轻压五个脚趾的顶端，带动脚趾各关节做往返屈伸活动，频率宜稍快。

5. 拍打疏通下肢经脉：术者双手握空拳，拇指微翘，以小指尺侧及小鱼际着力，沿受术者小腿外侧胆、胃经路线做轻快而有节奏的敲击。节奏可使用马蹄般的三连音，声音清脆响亮，然后以双手指面交替轮拍足背及足趾。

二、热敷足部并擦拭按摩膏（油）的操作

手法结束后，可用温热水浸泡清洗足部，或用微波炉将毛巾加热后（注意不宜过热，以免烫伤），然后将热毛巾敷于顾客足背，待毛巾温度下降后用此毛巾将顾客小腿及足部的按摩膏（油）擦拭干净，敷前要将毛巾拧至半干并用自己的手腕掌侧测试其温度是否适当。擦拭按摩膏（油）时应先擦顾客的小腿，然后擦足部，尤其是趾缝等处要仔细擦拭干净。

三、整理工作

足部按摩结束后要将使用过的毛巾放进回收器具中；将足部按摩油还回原处；将足浴盆（桶）中的水倒掉，塑料袋扔进垃圾桶；整理好足部按摩沙发。

第四章 足部反射区按摩诊疗技能

第一节 足部反射区的诊断原则

本节任务

根据足部各反射区出现的状况进行足部诊断。

目标要求

在按摩足部反射区的同时，根据足部反射区出现的不同情况，进行相应的足部诊断。

任务的理解

足诊是体现按摩师专业水平高低的一项技能，但对于初学者来说并不是很容易理解和把握的，这需要操作者细心体会，潜心琢磨，长期反复的练习。此外每个人情况各不相同，所以在临床应用的时候不能千篇一律，僵硬使用，需要操作者反复实践，才能达到灵活运用。

本节较为概括地介绍了目前市场上较为普及的有痛诊断和无痛诊断两个足诊的知识，希望对初学者提供帮助。

课程内容

一、足诊的原则

（一）表象鉴别原则

通过痛的方式、双足的形态、足部表面温度及手感的柔软坚硬程度或皮肤有汗无汗来进行脏腑虚实寒热的辨别。

（二）生理功能的相关原则

根据现代医学及中医理论，在生理相关的多个反射区检查综合进行判断的原则。单凭一个反射区出现阳性反应就进行诊断是不够的，也容易出现偏差，如消化系统的病变应在脾、胃、胰腺、十二指肠及小肠等多个反射区出现不同程度的反应，这时的诊断往往更加确定；再比如肺的病变，按照中医的表里关系，肺与大肠有着密切的关系，通过触压大肠反射区进行协助判断通过这样的生理相关性协助进行判断，诊断的准确率高。

（三）相关反射区相互参照原则

相关反射区，有些书中又被称为关联反射区。这些反射区和疾病有关，反映疾病发生的原因或背景。它包括疾病或和疾病现症状有因果关联的反射区；疾病过程中受到影响的反射区。对这些反射区进行仔细的诊察，往往能对疾病的来源和病因做出更加细致而准确的判断。如支气管哮喘的病人往往肺和支气管反应并不明显，而敏感点却反映在肾上腺和脑垂体，这是因为支气管哮喘是一种过敏性疾病的缘故。如一般疼痛性病症的关联区反映在腹腔神经丛，感染的病变在淋巴系统。

二、足部反射区诊断的基本方法

（一）有痛诊断

有痛诊断是指根据在足部的相关反射区进行按摩时产生痛感的强弱，来诊断某些器官或组织异常情况。足部按摩产生的痛感有两种，一种是在做足部保健按摩时所产生的疼痛，这种疼痛一般属于微痛；一种是在诊断按摩中出现的疼痛，即按摩会使某些反射区痛的感觉明显，诊断按摩的力度要轻于保健按摩的力度。

必须注意的是，在进行有痛诊断时，是根据反射区出现疼痛来判断是否相关的器官出现问题的，但与医学上的病症不是一个概念，出现疼痛只是代表这个区域所对应的器官在功能上出现某种障碍，影响正常机能状态，绝不可单凭这一点妄下断言，给顾客造成心理上的压力。

（二）无痛诊断

无痛诊断主要是根据在反射区按摩中在触觉、形态、颜色的变化进行诊断的方法。

1. 触诊

触诊是用指腹轻轻地推压反射区，感觉反射区内的变化，这种变化一般有气泡、沙粒、结节、包块、条索等，分别从不同的角度提示不同问题。

（1）气感：各反射区遇到的气感，反映问题不一样，在皮下结构致密的反射区（如额窦、三叉神经、鼻、大脑等反射区）呈捻发样感觉；在皮下疏松的反射区（如肾、输尿管、膀胱、胃和小肠等）呈水泡样感觉。气感的产生是由于局部血液环障碍、供氧不良，以致在组织和细胞中含有二氧化碳。在实际进行诊断时，需用手指向一个方向压推反射区，若反射区内有气泡，才更容易集中，出现气泡样感觉，受术者也会感到有明显的疼痛。所以在额窦、三叉神经、小肠等反射区都是从前向后推按到后1/3处才能感到气体。在各反射区触觉上遇到气泡样感觉表示该反射区所对应的器官有功能性变化。

（2）颗粒：是由于代谢产物中的酸类或晶体物质沉积在局部所致。手感与气体不一样，气体是时有时无，轻压就以感觉到，重压则无，颗粒是有实物感，越重压越明显。遇有颗粒，表示相应器官有炎症、钙化或结石等变化，多为器质性病变。

（3）条状物：手感为不规整的长条样物质，轻重压都可感觉到，多表示相应的器官有陈旧性病变，或表示相应部位曾经动手术或有外伤。

（4）块状物：形状大小不一，大的如蚕豆，小的比黄豆还小，手感软硬不一，不同反射区出现块状物反映不同，如发生在肛门直肠反射区的块状物，可能是便秘的反应，也可能是占位性病变，前者为功能性变化，后者则为器质性病变。

以上四种触感，在某反射区有时单独存在，也有时同时存在两种以上，对各反射区检查时所用手法有些与保健手法相同，有些与保健手法不同，实际应用中应加以注意。

2. 形诊

通过对足部的观察，收集足在解剖形态上不正常的变化。一般足部的形诊主要有下面几个方面。

（1）观察双足是否对称。按照足趾代表头，足掌代表内脏，足跟代表生殖腺的足部反射区的大体分布，对受术者的身体有一个简单的了解。

（2）按照足底、足内侧、足外侧、足背依次进行观察形态、厚薄、胖瘦、凹凸、水肿等。如足趾经常肿胀，应嘱咐受术者回去后认真检查，排除糖尿病；如足背部出现隆起多提示受术者有泌尿系统结石；如足部干燥，反映微循环障碍，肺功能下降，排泄功能下降；如足踝部水肿多为心肾功能下降的标志。

3. 色诊

色诊是根据足部颜色的变化，观察人体内脏器官健康程度的一种诊断方法。在根据颜色进行诊断的时候不能忽视光线和温度变化对色泽的影响。在实际应用过程中，一方面可以根据五色对五脏的方法进行相关诊断，如肝反射区（或相关反射区）见于青色，心反射区（或相关反射区）见于赤色，脾反射区（或相关反射区）见于黄色，肺反射区（或相关反射区）见于白色，肾反射区（或相关反射区）见于黑色等。一方面可以根据在不同反射区出现的颜色不同加以诊断，如在足部蹈趾，趾腹发黑、发紫可提示脑缺氧，最近是否工作繁忙，睡眠质量差；如趾甲出现青绿色提示血液循环不好，血管弹性降低；如内踝附近出现紫色斑点多见于妇科疾病等。

4. 综合诊断

当双手按触患者的脚时，会感觉到皮肤温、冷、干、湿，肌肉松软或紧张，关节灵活或僵硬，这都是一般情况。但不能认为仅通过一次检查就能查清全身疾病，遗漏错诊很难避免。如能配合其他诊断方法，如中医四诊的望、闻、问、切，耳诊和手诊等其他手段则检查准确率会更高。

第二节　临床常见疾病（不适症）的足部反射区的选区和配区原则

本节任务

根据诊断结果，对临床常见疾病（不适症）结合相关知识进行足部反射区的选区和配区。

目标要求

结合中医基础和西医学中的相关知识，掌握临床常见疾病（不适症）的足部反射区的选区和配区原则。

任务的理解

应用足部反射区治疗临床常见疾病（不适症）是在常规足部反射区按摩基础上提高一个层次的要求，特别是对于工作中常会遇到适合足部按摩的病症，按摩师应能予以相应的配区调理，以取得较好的效果。

本节主要介绍的内容是根据中西医知识制定的配区原则。

课程内容

一、全足按摩重点加强的原则

全足按摩是指对足部一般反射区进行整体按摩，达到对身体整体机能进行调节的目的。重点加强是指全足按摩的基础上根据病变所在器官选取主要反射区进行重点的按摩，加强调节的针对性。如消化系统疾病，需要在全足按摩之后，重点对胃肠反射区进行加强按摩。

二、基、症、关的原则

根据机体生理病理相关性，应用"基""症""关"原则进行配区。

（一）"基"的原则：是指先对基本反射区进行按摩，即肾上腺、腹腔神经丛、肾、输尿管、膀胱和尿道进行按摩。

（二）"症"的原则：是指症状反射区进行按摩，如胃不舒服，胃的反射区就是症状反射区，颈部不适，颈椎和颈项就是症状反射区，对症状反射区进行按摩时，按摩的次数可以增加。

（三）"关"的原则：是指与症状有关联的反射区，这些反射区往往与病变器官有着生理和病理方面的联系。某一个反射区出现异常，只能反映机体的某一个症状，只有一组反射区均出现情况，才能反映某一疾病。如便秘一症，在足部按摩进行调理的时候就不能只在结肠、直肠肛门括约肌等单个反射区进行调理，而应该是关联反射区都进行调理，即结肠、下腹部、直肠肛门括约肌、脾、胃反射区等进行按摩操作。

第三节 临床常见疾病（不适症）的选区和配区

本节任务

学习并掌握临床常见疾病（不适症）足部反射区选区和配区。

目标要求

学习并掌握临床常见不适症的足部反射区选区和配区，并能够灵活操作。

任务的理解

结合全面按摩，重点加强的原则，"基""症""关"的选区和配区原则，本节重点列举了临床较为常见的应用足部反射区按摩调理有效的 20 个常见疾病或不适症的选区和配区，为从事足部反射区按摩的操作者提供帮助，操作者可以根据自己的工作实际加以细心体会，根据因人而异的原则，有针对性地加以选择使用。

课程内容

一、食欲不振

（一）概述：食欲不振是指对食物缺乏需求的欲望。临床上较为常见的原因有过度的体力劳动或脑力劳动、情绪紧张过度疲劳、酗酒吸烟、经常吃生冷食物以及疾病有关。食欲不振见于急性、慢性胃炎，胃癌，肺结核，尿毒症，心力衰竭，肝炎，肝硬化，慢性肾上腺功能减退，神经性厌食，化疗药物的副作用等。在临床进行足部反射区按摩的时候要注意排查，足部反射区按摩一般只适用于非器质性疾病造成的食欲不振。

（二）选区和配区：胃、胰腺、十二指肠、小肠、肝、胆囊、脾、甲状腺。

二、消化不良

（一）概述：消化不良是一种临床症候群，是由胃动力障碍所引起的疾病，也包括胃蠕动不好的胃轻瘫和食道反流病。消化不良主要分为功能性消化不良和器质性消化不良。功能性消化不良属中医的"脘痞""胃痛""嘈杂"等范畴，其病在胃，涉及肝脾等脏器，宜辨证施治，属于足部反射区按摩的调理范畴。

（二）选区配区：胃、胰腺、小肠、脾、肝、胆。

三、腹胀便秘

（一）概述：便秘是临床常见的复杂症状，而不是一种疾病，主要是指排便次数减少、粪便量减少、粪便干结、排便费力等。便秘从病因上可分为器质性和功能性两类，其中足部反射区按摩有效的为功能性便秘。其造成原因主要有进食量少或食物缺乏纤维素或水分不足，工作紧张、生活节奏过快、老年体弱、活动过少等。由于便秘的出现，造成腹气不通，出现腹胀者居多。

（二）选区配区：腹腔神经丛、胃、小肠、结肠、直肠及肛门。

四、胃肠痉挛

（一）概述：胃肠痉挛是由于胃肠平滑肌突发的阵发性强烈收缩而引起的剧烈胃痛、腹痛，是临床常见的急腹症。属于中医学"胃脘痛""腹痛"范畴。其中，胃痉挛常见于西医学的急性胃炎、胃溃疡、胃癌和胃神经官能症等疾病；肠痉挛好发于儿童，有反复发作史。临场常见原因饮食停滞和感受寒邪有关。在应用足部反射区疗法的时候，要注意询问病因，注意排除由于急腹症引起胃肠痉挛，如急性阑尾炎、胆囊炎等。

（二）选区配区：腹腔神经丛、肝、小肠、胃、胰腺、十二指肠（腹痛点）。

五、打嗝（呃逆）

（一）概述：呃逆即打嗝，指气从胃中上逆，喉间频频作声，声音急而短促。是一种生理上常见的现象，是由于膈肌、膈神经、迷走神经或中枢神经等受到刺激后引起一侧或双侧膈肌的阵发性痉挛，伴有吸气期声门突然关闭，发出短促响亮的特别声音。

（二）选区配区：腹腔神经丛、胃、十二指肠、膈、胸部、甲状旁腺。

六、慢性胆囊炎（胆结石）

（一）概述：胆囊炎是细菌性感染或化学性刺激（胆汁成分改变）引起的胆囊炎性病变，为胆囊的常见病。女性发病较男性为多，尤多见于肥胖且多次妊娠的妇女。可分为急性胆囊炎和慢性胆囊炎两种，慢性胆囊炎是最常见的一种胆囊疾病，病人一般同时有胆结石，其有时可为急性胆囊炎的后遗症，或由于胆囊长期发炎所导致。一般病人会有胆绞痛的发作，疼痛多位于上腹部或右上腹，持续数分钟至数小时不等，疼痛可牵涉背部或右肩胛骨处，可伴恶心和呕吐。同时伴有腹胀、上腹或右上腹不适、胃灼热、嗳气、吞酸等一系列消化不良的症状。足部反射区按摩疗法适用于慢性胆囊炎。

（二）选区配区：十二指肠、肝、胆囊、小肠、结肠、胰腺、腹腔神经丛及胸部淋巴腺。

七、感冒

（一）概述：感冒，是一种自愈性疾病，总体上分为普通感冒和流行感冒。普通感冒，中医称"伤风"，是由多种病毒引起的一种呼吸道常见病，足部反射区疗法适用于普通感冒。其主要症状有恶寒发热、头痛、鼻塞流涕、全身无力、脉浮，中医有风寒感冒、风热感冒和暑湿感冒之分。

（二）选区配区：鼻、额窦、扁桃体、喉、肺、肾上腺、胸部淋巴腺。

八、咳嗽

（一）概述：咳嗽是人体清除呼吸道内的分泌物或异物的保护性呼吸反射动作。中医认为是因外感六淫，脏腑内伤，影响于肺宣肃所致。西医认为喉部或气管的黏膜受到刺激时迅速吸气，随即强烈地呼气，声带振动发声。出现咳嗽的主要原因是呼吸道或呼吸部位的感染、吸入刺激性气体、食物过敏、气候改变、精神紧张等因素。足部反射区按摩可以有效地提高机体抵抗力，增强脏腑功能，降低机体对外界事物的敏感性，进而达到调理的目的。

（二）选区配区：肾、肺及支气管、气管、胸部淋巴腺、甲状旁腺、肾上腺。

九、高血压

（一）概述：高血压是指在静息状态下动脉收缩压和（或）舒张压增高，一般以舒张压高于 90 mmHg 为诊断标准。高血压是一种以动脉压升高为特征，可伴有心脏、血管、脑和肾脏等器官功能性或器质性改变的全身性疾病，可以根据血压的情况以及出现的并发症，分为三期，有原发性高血压和继发性高血压之分。高血压发病的原因很多，可分为遗传和环境两个方面。足部反射区按摩对于早期（一期）高血压有一定的调节的作用，该疗法可以通过反射区的刺激，调节体内激素的分泌状况，进而起到降低血压的目的。

（二）选区配区：降压点、肾、大脑、垂体、内耳迷路、心、甲状腺、肾上腺、颈椎。

十、神经衰弱

（一）概述：神经衰弱属于心理疾病的一种，是一类精神容易兴奋和脑力容易疲乏、常有情绪烦恼和心理生理症状的神经症性障碍。其发生是由于大脑神经活动长期处于紧张状态，导致大脑兴奋与抑制功能失调而产生的一组以精神易兴奋，脑情绪不稳定等症状为特点的神经功能性障碍。其主要特征是易兴奋、易激惹、易衰竭，常有失眠、头痛、抑郁、注意力涣散，记忆力减退和情感脆弱等。本症多发于青壮年，16～40岁之间多发，两性无差别，以脑力劳动者、青年学生多见。足部反射区按摩通过肢体远端刺激，可以使人心情放松，缓解精神紧张进而达到调理的目的。

（二）选区配区：肾、心、脾、大脑、垂体、失眠点、生殖腺。

十一、头痛

（一）概述：头痛是一种自觉症状，临床上比较常见，轻者往往仅是紧张与疲劳的正常反应，重者则是疾病的信号。它既可以单独出现，亦可以作为伴随症状而出现于其他各种急慢性疾病中，如感冒、眩晕等。从西医学角度看，头痛散见于许多疾病中如高血压、失眠等。从病因上说，中医认为本病的发生有外感和内伤两种，其中外感病因中与风、寒、暑湿的侵袭有关，内伤病因中则与肝阳上亢、肾精不足，痰浊中阻和气血不足有关。足部反射区按摩对于缓解头痛症状有很好的效果，可起到疏风散寒、调理脏腑的功效。

（二）选区配区：肾、大脑、垂体、三叉神经、小脑（脑干）、颈椎、额窦。

十二、失眠

（一）概述：失眠是指无法入睡或无法保持睡眠状态，导致睡眠不足。又称入睡和维持睡眠障碍，祖国医学又称其为"不寐""不得眠""不得卧""目不瞑"，是以经常不能获得正常睡眠为特征的一种病证，中医学认识本症的病因，与心肝脾肾关系最密切，其病机总属于阳盛阴衰，阴阳失交，实证少，虚证多。西医学认为一般与环境、个人、躯体、精神、情绪因素有关。

（二）选区配区：额窦、心、肝、脾、肾、大脑、垂体、腹腔神经丛、眼耳及六面。

十三、乳腺增生

（一）概述：乳腺增生是女性最常见的乳房疾病，其发病率占乳腺疾病的首位。

近些年来该病发病率呈逐年上升的趋势，年龄也越来越低龄化，多发于 30~50 岁女性，发病高峰为 35~40 岁。其主要症状为乳房疼痛、乳房肿块、乳头溢液。根据其症状可以有生理性增生和病理性增生两类。生理性增生主要指在青春期或青年女性中，经前有乳房胀痛、有时疼痛会波及肩背部，经后乳房疼痛逐渐自行缓解，仅能触到乳腺有些增厚，无明显结节。病理性增生是正常乳腺小叶生理性增生与复旧不全，乳腺正常结构出现紊乱，是既非炎症又非肿瘤的一类病。足部反射区按摩可以通过刺激反射区达到活血化瘀、疏肝理气、软坚散结、调补气血的作用，所以可以减轻或消除乳腺增生的症状。

（二）选区配区：脑垂体、肾上腺、子宫、卵巢、胸部（乳房）、胸部淋巴腺。

十四、月经不调

（一）概述：月经不调，也称月经失调。这是一种常见的妇科疾病。表现为月经周期或出血量的异常，或是月经前、经期时的腹痛及全身症状。病因可能是器质性病变或是功能失常。血液病、高血压病、肝病、内分泌病、流产、宫外孕、生殖道感染、肿瘤（如卵巢肿瘤、子宫肌瘤）等均可引起月经不调。足部反射区按摩可以促进血液运行，调节体内激素水平，对于气血不足、肝郁气滞、气血瘀阻引起的功能性月经不调有很好的调节作用。此外子宫肌瘤是引起月经不调的主要原因，雌激素水平高是目前认为出现子宫肌瘤的主要原因，足部反射区按摩可以刺激相应腺体，调节脏腑功能，故对于因子宫肌瘤引起的月经不调有一定的调节作用。

（二）选区配区：肾上腺、肾、脑垂体、生殖腺、子宫、卵巢、下腹部、腹腔神经丛。

十五、痛经

（一）概述：痛经是指女性在经期及其前后，出现小腹或腰部疼痛，甚至痛及腰骶。每随月经周期而发，严重者可伴恶心呕吐、冷汗淋漓、手足厥冷，甚至昏厥，给工作及生活带来影响。目前临床常将其分为原发性和继发性两种，原发性痛经多指生殖器官无明显病变者，故又称功能性痛经，多见于青春期、未婚及已婚未育者。继发性痛经多因生殖器官有器质性病变所致。足部反射区按摩可以促进气血运行，调节脏腑功能，所以对于功能性痛经有一定的调节作用。

（二）选区配区：肾上腺、肾、脑垂体、生殖腺、子宫、卵巢、下腹部、腹腔神经丛。

十六、更年期综合征

（一）概述：更年期综合征是由雌激素水平下降而引起的一系列症状。更年期妇女，由于卵巢功能减退，垂体功能亢进，分泌过多的促性腺激素，引起植物神经功能紊乱，从而出现一系列程度不同的症状，如月经变化、面色潮红、心悸、失眠、乏力、抑郁、多虑、情绪不稳定，易激动，注意力难以集中等，称为"更年期综合征。"中医认为更年期综合征是肾气不足，天癸衰少，以致阴阳平衡失调造成。足部反射区按摩通过刺激相应腺体或脏腑的反射区，可以达到补益肾气、调整阴阳的目的，因此对于更年期综合征具有一定调节作用。

（二）选区配区：肾、脑垂体、生殖腺、甲状腺、肾上腺、子宫、卵巢、腹腔神经丛。

十七、前列腺炎（肥大）

（一）概述：前列腺增生是老年男性常见疾病，其病因是由于前列腺的逐渐增大对尿道及膀胱出口产生压迫作用，临床上表现为尿频、尿急、夜间尿次增加和排尿费力，并能导致泌尿系统感染、膀胱结石和血尿等并发症。目前虽然对于造成前列腺肥大的原因还不是很清楚，但据研究发现，与男性体内雄性激素的水平有密切的关系，中医认为本症的发生与体内肾气不足、气血瘀滞有一定的关系。足部反射区按摩可以刺激相应腺体，促进脏腑功能，活血化瘀，故对于激素水平、肾气不足引起的前列腺肥大有一定的调节作用。

（二）选区配区：肾上腺、肾、输尿管、膀胱、前列腺、尿道、生殖腺、下身淋巴腺。

十八、坐骨神经痛

（一）概述：坐骨神经痛是指坐骨神经通路及其分支支配部位出现的疼痛，即在臀部大腿后侧、小腿后外侧和足外侧的疼痛。若疼痛反复发作，日久会出现患侧下肢肌肉萎缩，或出现跛行。足部反射区有内外侧坐骨神经两个线状反射区，对这两个反射区加强按摩，可以降低痛觉并提高人体的痛阈值。

（二）选区配区：腰椎、骶骨、内外尾骨、内、外侧坐骨神经。

十九、糖尿病

（一）概述：糖尿病是由遗传因素、免疫功能紊乱、微生物感染及其毒素、精神因素等各种致病因子作用于机体导致胰岛功能减退、胰岛素分泌减少等而引发的糖、蛋白质、脂肪、水和电解质等一系列代谢紊乱综合征，临床上以高血糖为主要特点，典型病例可出现多尿、多饮、多食、消瘦等表现，即"三多一少"症状。中医认为糖尿病（消渴病）的发病机制主要为"阴虚燥热"，主要涉及肺、脾（胃）、肾三脏。并由此而提出了肺燥、胃热、肾虚等病理过程及临床证候。足部反射区按摩可以刺激相应反射区，调律脏腑功能，达到健脾益气、益气养阴、疏肝解郁的目的，故对于糖尿病早期有一定的调节作用。

（二）选区配区：肾、胃、胰腺、肝、肾上腺、甲状旁腺、内侧坐骨神经（一般可反应为颗粒样）。

二十、肥胖症

（一）概述：肥胖是指一定程度的明显超重和脂肪层过厚，是体内脂肪，尤其是甘油三酯积聚过多而导致的一种状态。由于食物摄入过多或机体代谢的改变而导致体内脂肪积聚过多造成体重过度增长并引起人体病理变化、生理改变或潜伏。主要引起原因有遗传与环境因素、物质代谢与内分泌功能的改变、神经精神因素、生活及饮食习惯、药物性肥胖等，可分为单纯性肥胖、病理性肥胖和特殊性肥胖三类。足部反射区按摩可以加速血液运行，加快人体新陈代谢，此外通过刺激反射区，可以增强脾主运化水谷和水液的能力，可以帮助人体消耗过多的脂肪，故足部反射区按摩在一定程度上可以减轻体重或者抑制体重的增加。

（二）选区配区：肾、胃、胰腺、小肠、结肠、垂体、肾上腺、甲状腺。